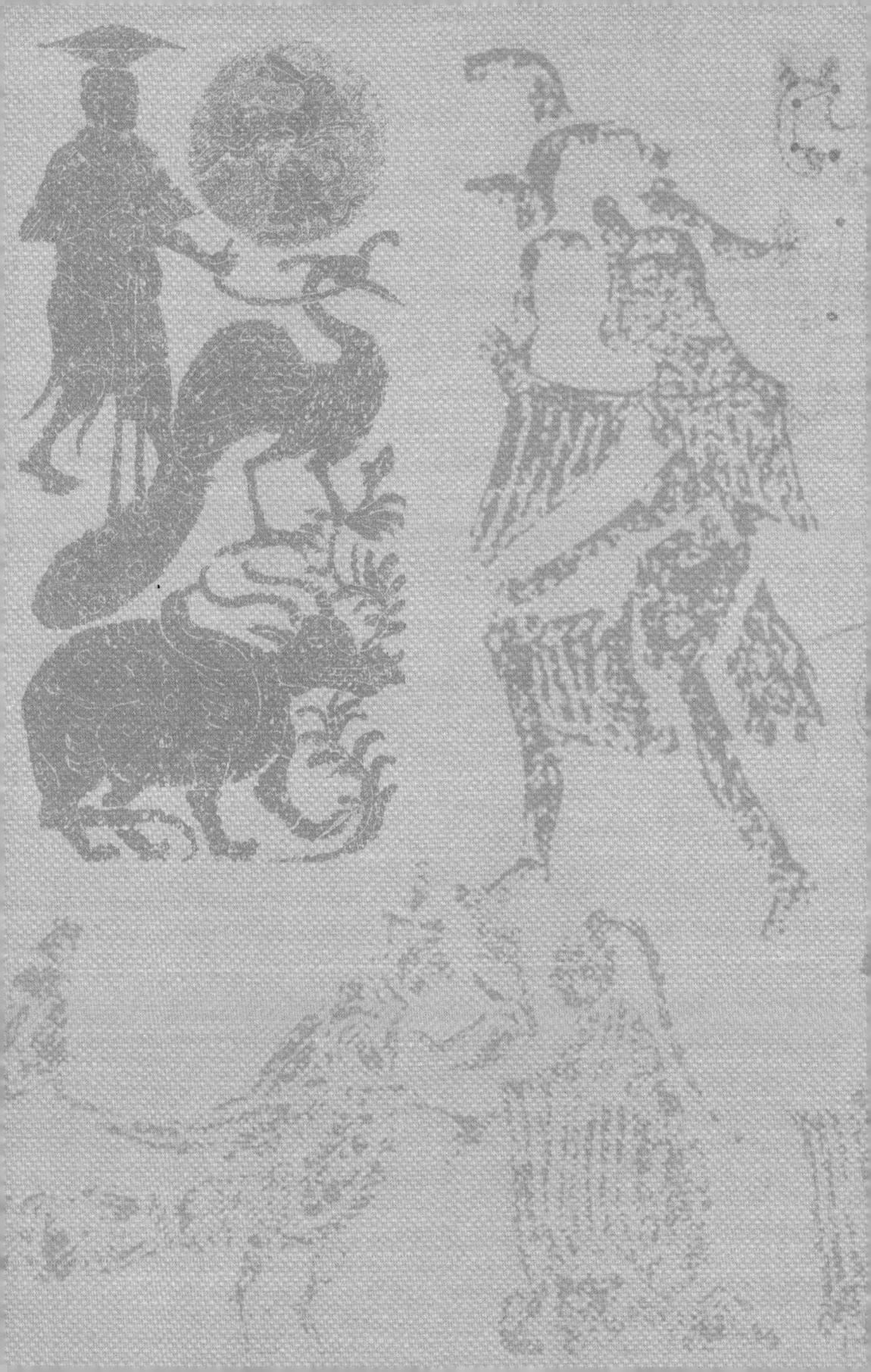

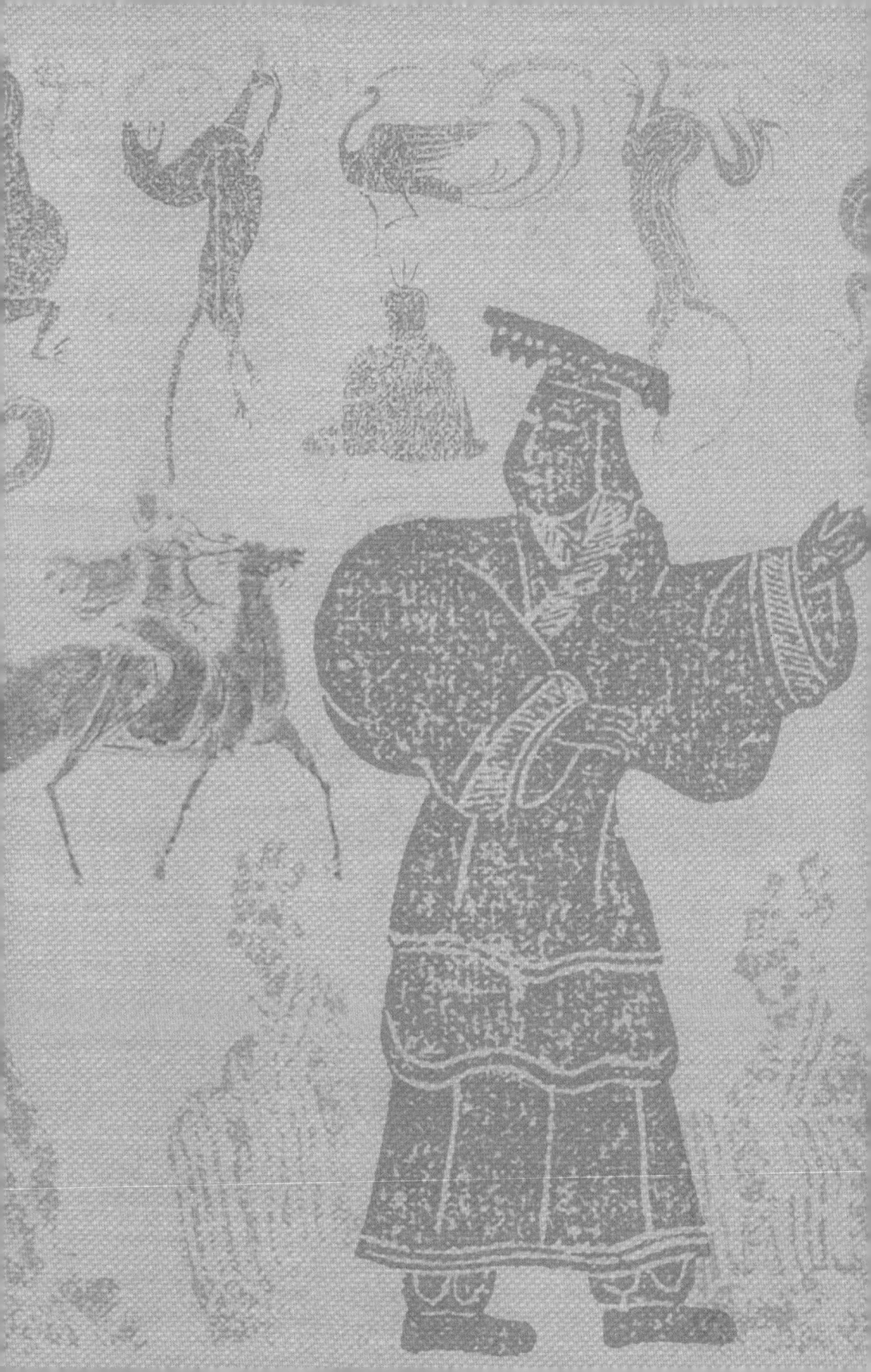

中国古医籍整理丛书

外科百效全书

明·龚居中　著

王　缙　校注

中国中医药出版社

·北　京·

图书在版编目（CIP）数据

外科百效全书 /（明）龚居中著；王缙校注 . —北京：中国中医药出版社，2015.12（2025.8 重印）

（中国古医籍整理丛书）

ISBN 978-7-5132-2186-3

Ⅰ. ①外⋯　Ⅱ. ①龚⋯ ②王⋯　Ⅲ. ①中医外科学–中国–明代　Ⅳ. ①R26

中国版本图书馆 CIP 数据核字（2014）第 279625 号

中国中医药出版社出版

北京经济技术开发区科创十三街 31 号院二区 8 号楼

邮政编码　100176

传真　010-64405721

北京盛通印刷股份有限公司印刷

各地新华书店经销

开本 710×1000　1/16　印张 15.25　字数 102 千字

2015 年 12 月第 1 版　2025 年 8 月第 3 次印刷

书号　ISBN 978-7-5132-2186-3

定价　45.00 元

网址　www.cptcm.com

服 务 热 线　010-64405510

购 书 热 线　010-89535836

维 权 打 假　010-64405753

微信服务号　zgzyycbs

微商城网址　https://kdt.im/LIdUGr

官 方 微 博　http://e.weibo.com/cptcm

天猫旗舰店网址　https://zgzyycbs.tmall.com

如有印装质量问题请与本社出版部联系（010-64405510）

国家中医药管理局
中医药古籍保护与利用能力建设项目
组织工作委员会

主 任 委 员 王国强
副 主 任 委 员 王志勇　李大宁
执 行 主 任 委 员 曹洪欣　苏钢强　王国辰　欧阳兵
执行副主任委员 李　昱　武　东　李秀明　张成博
委　　　　员

各省市项目组分管领导和主要专家

（山东省）武继彪　欧阳兵　张成博　贾青顺
（江苏省）吴勉华　周仲瑛　段金廒　胡　烈
（上海市）张怀琼　季　光　严世芸　段逸山
（福建省）阮诗玮　陈立典　李灿东　纪立金
（浙江省）徐伟伟　范永升　柴可群　盛增秀
（陕西省）黄立勋　呼　燕　魏少阳　苏荣彪
（河南省）夏祖昌　刘文第　韩新峰　许敬生
（辽宁省）杨关林　康廷国　石　岩　李德新
（四川省）杨殿兴　梁繁荣　余曙光　张　毅

各项目组负责人

王振国（山东省）　王旭东（江苏省）　张如青（上海市）
李灿东（福建省）　陈勇毅（浙江省）　焦振廉（陕西省）
蔡永敏（河南省）　鞠宝兆（辽宁省）　和中浚（四川省）

前　言

　　中医药古籍是传承中华优秀文化的重要载体，也是中医学传承数千年的知识宝库，凝聚着中华民族特有的精神价值、思维方法、生命理论和医疗经验，不仅对于传承中医学术具有重要的历史价值，更是现代中医药科技创新和学术进步的源头和根基。保护和利用好中医药古籍，是弘扬中国优秀传统文化、传承中医学术的必由之路，事关中医药事业发展全局。

　　1949 年以来，在政府的大力支持和推动下，开展了系统的中医药古籍整理研究。1958 年，国务院科学规划委员会古籍整理出版规划小组在北京成立，负责指导全国的古籍整理出版工作。1982 年，国务院古籍整理出版规划小组召开全国古籍整理出版规划会议，制定了《古籍整理出版规划（1982—1990）》，卫生部先后下达了两批 200 余种中医古籍整理任务，掀起了中医古籍整理研究的新高潮，对中医文化与学术的弘扬、传承和发展，发挥了极其重要的作用，产生了不可估量的深远影响。

　　2007 年《国务院办公厅关于进一步加强古籍保护工作的意见》明确提出进一步加强古籍整理、出版和研究利用，以及

"保护为主、抢救第一、合理利用、加强管理"的方针。2009年《国务院关于扶持和促进中医药事业发展的若干意见》指出，要"开展中医药古籍普查登记，建立综合信息数据库和珍贵古籍名录，加强整理、出版、研究和利用"。《中医药创新发展规划纲要（2006—2020）》强调继承与创新并重，推动中医药传承与创新发展。

2003～2010年，国家财政多次立项支持中国中医科学院开展针对性中医药古籍抢救保护工作，在中国中医科学院图书馆设立全国唯一的行业古籍保护中心，影印抢救濒危珍本、孤本中医古籍1640余种；整理发布《中国中医古籍总目》；遴选351种孤本收入《中医古籍孤本大全》影印出版；开展了海外中医古籍目录调研和孤本回归工作，收集了11个国家和2个地区137个图书馆的240余种书目，基本摸清流失海外的中医古籍现状，确定国内失传的中医药古籍共有220种，复制出版海外所藏中医药古籍133种。2010年，国家财政部、国家中医药管理局设立"中医药古籍保护与利用能力建设项目"，资助整理400余种中医药古籍，并着眼于加强中医药古籍保护和研究机构建设，培养中医古籍整理研究的后备人才，全面提高中医药古籍保护与利用能力。

在此，国家中医药管理局成立了中医药古籍保护和利用专家组和项目办公室，专家组负责项目指导、咨询、质量把关，项目办公室负责实施过程的统筹协调。专家组成员对古籍整理研究具有丰富的经验，有的专家从事古籍整理研究长达70余年，深知中医药古籍整理研究的重要性、艰巨性与复杂性，履行职责认真务实。专家组从书目确定、版本选择、点校、注释等各方面，为项目实施提供了强有力的专业指导。老一辈专家的学术水平和智慧，是项目成功的重要保证。项目承担单位山东中医药大学、南京中医药大学、上海中医药大学、福建中医药大学、浙江省中医药研究院、陕西省中医药研究院、河南省中医药研究院、辽宁中医药大学、成都中医药大学及所在省市中医药管理部门精心组织，充分发挥区域间互补协作的优势，并得到承担项目出版工作的中国中医药出版社大力配合，全面推进中医药古籍保护与利用网络体系的构建和人才队伍建设，使一批有志于中医学术传承与古籍整理工作的人才凝聚在一起，研究队伍日益壮大，研究水平不断提高。

本着"抢救、保护、发掘、利用"的理念，该项目重点选择近 60 年未曾出版的重要古医籍，综合考虑所选古籍的保护价值、学术价值和实用价值。400 余种中医药古籍涵盖了医经、基础理论、诊法、伤寒金匮、温病、本草、方书、内科、外科、女科、儿科、伤科、眼科、咽喉口齿、针灸推拿、养生、医案医话医论、医史、临证综合等门类，跨越唐、宋、金元、明以迄清末。全部古籍均按照项目办公室组织完成的行业标准《中医古籍整理规范》及《中医药古籍整理细则》进行整理校注，绝大多数中医药古籍是第一次校注出版，一批孤本、稿本、抄本更是首次整理面世。对一些重要学术问题的研究成果，则集中收录于各书的"校注说明"或"校注后记"中。

"既出书又出人"是本项目追求的目标。近年来，中医药古籍整理工作形势严峻，老一辈逐渐退出，新一代普遍存在整理研究古籍的经验不足、专业思想不坚定等问题，使中医古籍整理面临人才流失严重、青黄不接的局面。通过本项目实施，搭建平台，完善机制，培养队伍，提升能力，经过近 5 年的建设，锻炼了一批优秀人才，老中青三代齐聚一堂，有效地稳定了研究队伍，为中医药古籍整理工作的开展和中医文化与学术的传承提供必备的知识和人才储备。

本项目的实施与《中国古医籍整理丛书》的出版，对于加强中医药古籍文献研究队伍建设、建立古籍研究平台，提高古籍整理水平均具有积极的推动作用，对弘扬我国优秀传统文化，推进中医药继承创新，进一步发挥中医药服务民众的养生保健与防病治病作用将产生深远影响。

第九届、第十届全国人大常委会副委员长许嘉璐先生，国家卫生计生委副主任、国家中医药管理局局长、中华中医药学会会长王国强先生，我国著名医史文献专家、中国中医科学院马继兴先生在百忙之中为丛书作序，我们深表敬意和感谢。

由于参与校注整理工作的人员较多，水平不一，诸多方面尚未臻完善，希望专家、读者不吝赐教。

国家中医药管理局中医药古籍保护与利用能力建设项目办公室
二〇一四年十二月

许　序

　　"中医"之名立，迄今不逾百年，所以冠以"中"字者，以别于"洋"与"西"也。慎思之，明辨之，斯名之出，无奈耳，或亦时人不甘泯没而特标其犹在之举也。

　　前此，祖传医术（今世方称为"学"）绵延数千载，救民无数；华夏屡遭时疫，皆仰之以度困厄。中华民族之未如印第安遭染殖民者所携疾病而族灭者，中医之功也。

　　医兴则国兴，国强则医强。百年运衰，岂但国土肢解，五千年文明亦不得全，非遭泯灭，即蒙冤扭曲。西方医学以其捷便速效，始则为传教之利器，继则以"科学"之冕畅行于中华。中医虽为内外所夹击，斥之为蒙昧，为伪医，然四亿同胞衣食不保，得获西医之益者甚寡，中医犹为人民之所赖。虽然，中国医学日益陵替，乃不可免，势使之然也。呜呼！覆巢之下安有完卵？

　　嗣后，国家新生，中医旋即得以重振，与西医并举，探寻结合之路。今也，中华诸多文化，自民俗、礼仪、工艺、戏曲、历史、文学，以至伦理、信仰，皆渐复起，中国医学之兴乃属必然。

迄今中医犹为国家医疗系统之辅，城市尤甚。何哉？盖一则西医赖声、光、电技术而于20世纪发展极速，中医则难见其进。二则国人惊羡西医之"立竿见影"，遂以为其事事胜于中医。然西医已自觉将入绝境：其若干医法正负效应相若，甚或负远逾于正；研究医理者，渐知人乃一整体，心、身非如中世纪所认定为二对立物，且人体亦非宇宙之中心，仅为其一小单位，与宇宙万象万物息息相关。认识至此，其已向中国医学之理念"靠拢"矣，虽彼未必知中国医学何如也。唯其不知中国医理何如，纯由其实践而有所悟，益以证中国之认识人体不为伪，亦不为玄虚。然国人知此趋向者，几人？

国医欲再现宋明清高峰，成国中主流医学，则一须继承，一须创新。继承则必深研原典，激清汰浊，复吸纳西医及我藏、蒙、维、回、苗、彝诸民族医术之精华；创新之道，在于今之科技，既用其器，亦参照其道，反思己之医理，审问之，笃行之，深化之，普及之，于普及中认知人体及环境古今之异，以建成当代国医理论。欲达于斯境，或需百年欤？予恐西医既已醒悟，若加力吸收中医精粹，促中医西医深度结合，形成21世纪之新医学，届时"制高点"将在何方？国人于此转折之机，能不忧虑而奋力乎？

予所谓深研之原典，非指一二习见之书、千古权威之作；就医界整体言之，所传所承自应为医籍之全部。盖后世名医所著，乃其秉诸前人所述，总结终生行医用药经验所得，自当已成今世、后世之要籍。

盛世修典，信然。盖典籍得修，方可言传言承。虽前此50余载已启医籍整理、出版之役，惜旋即中辍。阅20载再兴整理、出版之潮，世所罕见之要籍千余部陆续问世，洋洋大观。

今复有"中医药古籍保护与利用能力建设"之工程，集九省市专家，历经五载，董理出版自唐迄清医籍，都 400 余种，凡中医之基础医理、伤寒、温病及各科诊治、医案医话、推拿本草，俱涵盖之。

噫！璐既知此，能不胜其悦乎？汇集刻印医籍，自古有之，然孰与今世之盛且精也！自今而后，中国医家及患者，得览斯典，当于前人益敬而畏之矣。中华民族之屡经灾难而益蕃，乃至未来之永续，端赖之也，自今以往岂可不后出转精乎？典籍既蜂出矣，余则有望于来者。

谨序。

第九届、十届全国人大常委会副委员长

许嘉璐

二〇一四年冬

王 序

中医学是中华民族在长期生产生活实践中，在与疾病作斗争中逐步形成并不断丰富发展的医学科学，是中国古代科学的瑰宝，为中华民族的繁衍昌盛作出了巨大贡献，对世界文明进步产生了积极影响。时至今日，中医学作为我国医学的特色和重要医药卫生资源，与西医学相互补充、相互促进、协调发展，共同担负着维护和促进人民健康的任务，已成为我国医药卫生事业的重要特征和显著优势。

中医药古籍在存世的中华古籍中占有相当重要的比重，不仅是中医学术传承数千年最为重要的知识载体，也是中医为中华民族繁衍昌盛发挥重要作用的历史见证。中医药典籍不仅承载着中医的学术经验，而且蕴含着中华民族优秀的思想文化，凝聚着中华民族的聪明智慧，是祖先留给我们的宝贵物质财富和精神财富。加强对中医药古籍的保护与利用，既是中医学发展的需要，也是传承中华文化的迫切要求，更是历史赋予我们的责任。

2010年，国家中医药管理局启动了中医药古籍保护与利用能力建设项目。这既是传承中医药的重要工程，也是弘扬优秀民族文化的重要举措，不仅能够全面推进中医药的有效继承和创新发展，为维护人民健康作出贡献，也能够彰显中华民族的璀璨文化，为实现中华民族伟大复兴的中国梦作出贡献。

相信这项工作一定能造福当今，嘉惠后世，福泽绵长。

国家卫生和计划生育委员会副主任

国家中医药管理局局长

中华中医药学会会长

王国琦

二〇一四年十二月

马 序

新中国成立以来，党和国家高度重视中医药事业发展，重视古籍的保护、整理和研究工作。自1958年始，国务院先后成立了三届古籍整理出版规划小组，分别由齐燕铭、李一氓、匡亚明担任组长，主持制定了《整理和出版古籍十年规划(1962—1972)》《古籍整理出版规划（1982—1990)》《中国古籍整理出版十年规划和"八五"计划（1991—2000)》等，而第三次规划中医药古籍整理即纳入其中。1982年9月，卫生部下发《1982—1990年中医古籍整理出版规划》，1983年1月，中医古籍整理出版办公室正式成立，保证了中医古籍整理出版规划的实施。2002年2月，《国家古籍整理出版"十五"(2001—2005)重点规划》经新闻出版署和全国古籍整理出版规划领导小组批准，颁布实施。其后，又陆续制定了国家古籍整理出版"十一五"和"十二五"重点规划。国家财政多次立项支持中国中医科学院开展针对性中医药古籍抢救保护工作，文化部在中国中医科学院图书馆专门设立全国唯一的行业古籍保护中心，国家先后投入中医药古籍保护专项经费超过3000万

一

元，影印抢救濒危珍、善、孤本中医古籍 1640 余种，开展了海外中医古籍目录调研和孤本回归工作。2010 年，国家财政部、国家中医药管理局安排国家公共卫生专项资金，设立了"中医药古籍保护与利用能力建设项目"，这是继 1982～1986 年第一批、第二批重要中医药古籍整理之后的又一次大规模古籍整理工程，重点整理新中国成立后未曾出版的重要古籍，目标是形成并普及规范的通行本、传世本。

为保证项目的顺利实施，项目组特别成立了专家组，承担咨询和技术指导，以及古籍出版之前的审定工作。专家组中的许多成员虽逾古稀之年，但老骥伏枥，孜孜不倦，不仅对项目进行宏观指导和质量把关，更重要的是通过古籍整理，以老带新，言传身教，培养一批中医药古籍整理研究的后备人才，促进了中医药古籍保护和研究机构建设，全面提升了我国中医药古籍保护与利用能力。

作为项目组顾问之一，我深感中医药古籍保护、抢救与整理工作的重要性和紧迫性，也深知传承中医药古籍整理经验任重而道远。令人欣慰的是，在项目实施过程中，我看到了老中青三代的紧密衔接，看到了大家的坚持和努力，看到了年轻一代的成长。相信中医药古籍整理工作的将来会越来越好，中医药学的发展会越来越好。

欣喜之余，以是为序。

中国中医科学院研究员

马继兴

二〇一四年十二月

校注说明

　　龚居中（？—1646），字应圆，号如虚子、寿世主人，明末清初著名医学家，豫章云林（今江西省金溪县）人。主要著作有《红炉点雪》《幼科百效全书》《小儿痘疹医镜》《外科活人定本》《外科百效全书》《女科百效全书》《万寿丹书》等，均流传于世。龚氏精通儿科、外科，尤以善治内科痨瘵之证而闻名。

　　《外科百效全书》为龚氏的外科学专著，流传至今的版本有15种，可以划分为四卷本与六卷本两大系统，六卷本又可分为三个子系统，总计四个版本。此次整理以清同治十三年（1874）锄经园刻本（六卷）为底本，以清致和堂刻本（简称"致本"）为主校本，以清宏道堂刻本（简称"宏本"）、清五凤楼刻本（简称"凤本"）为参校本，他校本主要有《医学入门》《古今医鉴》《秘传外科方》等。

　　1. 本次整理全书简体横排，并以现代标点符号予以标点。

　　2. 底本文字错讹者，据校本或文义改，出校格式为"原作……，据……改"。底本内容是非难定者一律不改，出校提出倾向性意见，格式为"当作……""……疑误"等。

　　3. 底本中脱文或模糊难辨者，据校本补入，出校格式为"原无，据……补"。校本亦缺者，则以虚阙号"□"按所脱字数补入，不出校记。底本中衍文一律不删，出校格式为"……疑衍"。

　　4. 底本中异体字及笔画差错致误者，一律径改，不出校记。指示上文的"右"字，一律径改为"上"字。冷僻字词注音注释，出注说明。

5.底本中中药名称使用俗字者，一律径改。底本与风邪有关的病证名称中"疯"与"风"大量混用，全部律齐为"风"。

6.底本目录较为凌乱，与正文标题无法一一对应，本次整理根据正义标题重新拟定目录。底本各卷首"新刊秘授外科百效全书""豫章儒医龚居中应圆父辑著"等文字一律删除，不出校记。

小　引

　　夫人一身无尺寸之肤不爱，无尺寸之肤不养，此子舆氏语也①。故身而有疾，无分内外，皆足以丧。厥生譬之木，然心而蠹，枝叶必瘁；枝叶瘁，心宁不朽乎？则医之内科外科皆贵乎效也，今内科且勿论，若外科一书，不三折肱不效，不三世传不效，坊刻虽汗牛何益？龚君业公车者，骎骎②然欲图南，苐轩岐之术，奕世③衣钵，未肯遽付之他人。于是读儒书，又读方书，而见理精粹，医臻三昧耳。吾方谓跷逊其义，缓让其能，孙服其奇，俞骇其神，华佗高其善，果非饮上池者耶？今以家传秘方付之剞劂④。是书也，能使痿者舒，躄者起，僵者直也；即古之患目者，金镵⑤一刮而豁然复明也；伤颊者，獭髓一补而烨然益妍也；皲手者，一卖其方而手战不龟也；恶鼻者，一运其斤而成风益损也。使前此而有兹帙乎，冉伯牛⑥奚竟于癞，祖士稚⑦奚竟于疽，刘廷芝⑧奚竟于喉风，纵乐正子⑨伤其足亦不必忧也。此一试之一效，十试之十效，百试之百效，

---

① 夫人……子舆氏语也：语出《孟子·告子》。子舆氏，即孟子。
② 骎骎（qīn 侵）：形容事业等蒸蒸日上。
③ 奕世：累世，代代。
④ 剞劂（jījué 机绝）：雕版，刻印书籍。
⑤ 金镵（chán 缠）：此指针拨内障器具。
⑥ 冉伯牛：孔子学生，以德行优秀著称。
⑦ 祖士稚：本名祖逖，东晋名将。
⑧ 刘廷芝：唐代诗人，擅长军旅闺情之诗。
⑨ 乐正子：春秋时鲁国人，以孝闻名。

故颜曰《百效全书》，益以表龚君内科之百效也。虽然此文章之绪余也，若龚君之公车业又进于枝其然，则龚君岂医人者哉？抑亦医国者哉？

通家弟邓志谟拜赠

外科百效全书

二

目 录

卷之四

卷之五

卷之一

痈疽脉法

痈疽脉数，浮阳沉阴。浮数不热，但恶寒侵，若知痛处，急灸或针。共①数病进，将有脓淫。滑实紧促，内消可禁。宜托里者，脉虚濡迟，或芤涩微，溃后亦宜。长缓易治，短散则危。结促代见，必死无疑。

凡诸脉，浮数脉应当发热，其不发热而反洒淅恶寒，若有痛处，必发痈疽。脉微而迟反发热，弱而数反振发寒，当发痈疽。脉浮而数，身体无热，形嘿嘿，胸中微燥，不知痛之所在，其人必发痈疽。

痈疽总论

痈疽毒要气血胜，内外因皆湿热凝。纯阳焮赤溃敛易，健食便秘肿而疼。纯阴色黯只微肿，硬如牛皮不痛焉。又有半阴半阳症，似肿非肿疼非疼，似赤非赤溃非溃，用药回阳乃可生。挟风多痒挟气痛，湿肿挟食寒热增。惟有虚疮色淡白，热疮焮赤十分疼。金石药毒蕴成者，坚硬如石不痛焉。虚劳瘦弱荣卫涩，患处重如金石然。因有骨蒸潮热盛，治宜滋补不宜泄。外感寒热发毒者，饮食如常甚肿疼，脉浮数而邪在表，托里微汗表散痊。内伤饮食积毒者，肿毒异常口渴烦，脉沉实而邪在里，急与寒凉攻里然。虚损房劳伤郁怒，邪在经中无里表，不可妄

---

① 共：致本作"洪"，可参。

施汗与下，补形气与脾胃佳。溃后托里排脓毒，脓尽肌肉自然平，内发初起灸最妙，外伤成疮丹田禁，热毒半软脓已熟，针法施行正相当，痛疽止痛非得已，毒口不敛必开张，洗能疏毒活血气，贴膏不被风寒伤，妇幼患此无他异，妇宜调血幼宜清，杂症仍以疮为主，溃未清心要酌量。

一善身安食知味，二善大小二便调，三善溃消脓不臭，四善神清语音长，五善体气和平好，此属腑症病微良。一恶烦躁口干渴，或泄或闭或淋沥；二恶溃后肿痛甚，脓色臭败不可当；三恶目视必不正，黑睛紧小白睛赤；四恶乃喘粗短气，且兼恍惚喜卧床；五恶脾肾二经亏，肩背不便四肢重；六恶是胃气弱虚，呕药食少不知味；七恶声嘶唇鼻青，面目四肢肿且黄。阳虚寒战腹疼甚，自汗呃逆雷鸣肠，虚极发躁欲坐井，蓦然变痉身反张，阴虚晡热夜不寐，消渴便活血难藏。五善见三容易治，七恶见四真恶疮。又有一般无名肿，疔疽瘭①瘤也同方。

痈疽辨论

凡人初生疮之时，便觉壮热恶寒，拘急头痛，精神不宁，烦躁饮冷者，其患疮疽必深也。若人患疮疽，起居平和，饮食如故，其疮疽必浅也。

凡痈疽始发，即以隔蒜艾灸甚妙。盖火畅达，拔引郁毒，此从治之意也。惟头为诸阳所聚，艾炷宜小而少，但灸要四边皮缩，或痛则灸之不痛，或不痛则灸至痛时方住。

凡痈疽脓成，即当验脓之生熟浅深，施针可也。用手按之，熟则有脓，不熟则无脓。重按乃痛，脓之深也；轻按即痛，脓

---

① 瘭（biāo 标）：疽病，疮毒。

之浅也。按之不甚痛者，未成脓也；按之即复起者，有脓也。按之陷而不起者，无脓也，必是水也。若脓生而用针，气血既泄，脓反难成；若脓熟而不针，腐溃益深，疮口难敛。若疮深而针浅，内脓不出，外血反泄；若疮浅而针深，内脓虽出，良肉受伤。故云：妄施针刀，伤肉出血不止者危也。如用针，每宜桐子烧过，必须针口向下，以便流脓，后用绵缠刷帚篾套出。

凡外敷贴药亦发表之意，一方谓贴冷药有神效，夫气得热则散，得冷则敛，何谓神效？经曰：发表不远热是也。

凡痈疽未溃前极痛者，为热毒便秘，宜解毒汤之类。若作脓痛者排①之，脓胀痛者针之。已溃脓出而反痛者，此为虚也，宜八物汤加黄芪之类补之。亦有因登厕犯秽气所触而作痛者，宜药中加乳香、芷、芍之类和之。风寒所逼者，宜药中加防风、桂枝之类温散之。

凡痈疽疮口不敛，由于肌肉不生；肌肉不生，由于腐肉不去；腐肉不去，由于脾胃不壮、血气不旺，治宜补托为主，而佐以行经活血之药。要知疮口难敛，或渐大渐开出血者死。

凡痈疽发渴，乃血气两虚，宜参芪以补气，当归、地黄以养血。

凡痈疽泄泻，有因寒凉伤脾者，以六君子加砂仁之类。亦有脾虚下陷者，宜补中益气汤之类。要知痈疽呕泻，肾脉虚者必死。

凡痈疽便秘，因热毒入脏，呕哕②心逆，发热肿硬秘结，固宜通之。又有伏热阳气怫郁面赤便秘者，为邪火在经，宜汗

---

① 排：致本、凤本作"挑"，可参。
② 哕（yuě）：通"哕"，呃逆，干呕。

以发之。溃后气虚血涸便秘，十全大补汤治之。或因入房伤肾便秘者，加姜附以回阳气，则大便自润。凡便秘能食而肚腹不胀者，切不可下。若腹痞胀而秘者，用猪胆一枚剪去头，入盐醋少许，以鹅管插入胆中，灌谷道内自通。

凡肿疡时呕者，当作毒气上攻治之。溃时作呕，当作阴虚补之；溃后作呕，当作脾虚补之。若年老溃后发呕不食，宜参芪白术膏峻补。河间①谓：疮疡呕者，湿气侵于胃，宜倍白术。

凡阳虚因误服寒凉，或溃后劳后，或吐泻之后，或误入房梦遗，或外邪所乘，初则虚火假症，仍发热头疼，良久寒战咬牙，腹痛雷鸣，泄泻呃逆，自汗盗汗，急用托里温中汤，后用六君子汤加附子，或加姜桂。甚者用大剂参芪归术，倍加姜附，以手足温为度。

凡痈疽溃后发热恶寒，作渴怔忡，睡卧不宁，阳衰阴盛发躁，脉洪大，按之微细或无，此阳虚极。蓦然牙关紧急，腰背反张，变为痉痓，阴数或无汗恶寒，或有汗不恶寒，俱宜八味丸料加参芪归术，大剂煎服。

凡病痈疽者，原禀瘦怯，或房欲竭精，或疮出脓多，或误汗下，以致日晡潮热，口干作渴，夜寐不着，疮出紫血，四物汤、托中益气汤主之。要知便污黑者死。

凡疮疡时或愈后口鼻吐衄、牙宣龈露，皆因疮疡出血，虚火动而错经妄行，当求经审其因而治之。要知大凡失血过多而见烦热发渴等症，勿论其脉，急用单人参汤补之。经云：血生于气者，苟非甘温参芪归术之类，以生心肝之血决不能愈，若发热脉大者死。

---

① 河间：原作"何问"，据文义改。

治法总要

凡看痈疽风毒等症，先辨阴阳。如纯阳以阴消为主，内服清毒散、内疏黄连汤之类，外敷抑阳散。半阴半阳症，内服托里消毒散之类，外敷阴阳散。如纯阴毒以托出为主，内服十宣散或补中益气汤加姜、附入酒煎之类，外敷抑阴散。但久开口有污肉，即用武熏方，每熏后用玉红散攧上，后又熏，俟污肉朽烂，将利刀割去污肉，但割至痛即止。割后用化毒丹攧二三日，每以肉汤或盐茶洗，后以贵宝生肌散，一岁一日将近用白朱砂散四弦攧，日满肉满，用稀锦敛口方，但每攧药先宜以麻油抹毒。

切要方括歌

> 平血饮天麻连翘，升枳桔防风芷梢，
> 蝉蜕柴胡同赤芍，黄芪干葛有功劳，
> 人参羌活当归尾，赤苓菖蒲切莫饶，
> 再用金银花一两，痈疽疔毒总能消。

凡痈疽背发、无名肿毒先宜服此，但潮退去柴胡、全胡、黄芩①，后服托里散。

> 托里散白芷当归，人参芍药芎陈皮，
> 厚朴白术大附子，茯苓黄芪立服之。

此治阴毒甚宜。

> 一醉散故芷小茴，牛膝归尾苍术芪，
> 银花芷梢甘草节，防风赤芍梢相宜。

---

① 全胡黄芩：诸本同，原方无此二药，待考。

治痈疽初发赤肿、乍寒乍热者。其药各等分为末，如病在上加荆芥、升麻，病在中加羌活、独活，病在下加槟榔、木瓜，好醋煎熟，生酒调吃，尽醉为度。将药渣擂烂，放患处缚住。或外芙蓉叶花根研烂敷毒上，中留一孔，后服十宣散。

　　　　十宣散人参黄芪，桔梗防风芎当归，

　　　　桂心川朴香白芷，甘草为末酒调宜。

此治虚寒人病痈疽纯阴毒症，及脓已成未成者。但痛甚加乳没，倍当归。病在足加木瓜，此方兼诸毒内消丸服，又治半阴半阳症。

　　　　加味流气饮参芎，归桂桔芪芷防风，

　　　　木香赤芍乌大茯，紫苏葱白甘草同。

治阴毒在手足甚者。

　　　　清毒散防风荆芎，白芷苦参羌活同，

　　　　独活黄芩黄柏好，柴胡甘草赤苓从。

此方兼诸毒内消丸服，善治纯阳毒症，如痛甚加乳香、没药。

　　　　诸毒内消丸数般，白芷大黄黑沉香，

　　　　木香乳香并没药，龙衣为丸药甚良。

上方白芷六钱，大黄四钱，余各五钱，不问阴毒阳毒，俱可消磨。

　　　　内疏黄连汤大黄，翘芩栀薄南木香，

　　　　槟榔白芍当归桔，甘草白水煎温尝。

治纯阳症肿硬、发热、呕吐、大便秘结、脉洪而实。

　　　　托里消毒散参芪，当归白芍广陈皮，

白术茯苓连翘芷，金银花与甘草配。
治半阴半阳症，肿痛慢而不赤者宜。

秘传万金内托散，白苓银花赤葛根，
天冬桑皮赤小豆，熟黄白芷梢桔梗，
半夏杏仁乳没药，羌活黄芩连翘兼，
麻黄白术川芎朴，陈皮防风柴胡焉，
苍术黄芪苍耳子，荆芥归枳芍草全，
为末看病加减用，连须葱姜枣同煎。

上倾出加入酒一杯，斗服①。治诸般背发恶疮，不问阴毒阳毒俱宜。

消毒散黑丑七钱当归五钱，银花贝母连翘芷，
乳没各二钱大黄五钱槟草②各二钱节，防风二钱山甲炒三钱僵蚕三钱桂二钱。

治背发甚效，百毒亦好。但头毒加细辛，手毒加木通，脚毒加木瓜、牛膝，乳风加漏芦，已成者加黄芪。上共为细末，酒调八钱。如不通，再服八钱，以通为度。

三奇汤银花僵蚕，赤芍甘草节蜈蚣去头足，
山甲炒蒺藜连翘壳，归尾大黄皂刺充。

治梅毒、疳疮、便毒，四服其毒即化为脓，从大更③泻出。并治诸般肿毒初起亦妙，每味用二钱，大黄倍下，以酒水各一盅，煎至一盅服。

荆防败毒散桔梗，甘草芎苓防荆等，

---

① 斗（dòu 豆）服：指药液等混合服用，下同。
② 槟草：诸本作"甘草"，可参。
③ 大更：致本作"大便"，当从。

枳壳前胡羌独活，柴胡牛蒡薄荷煎。

治一切风热丹毒、风疹、风堆、风肿及大头病等症，如内热加芩连，口渴加天花粉。

蜡矾丸内只二般，黄蜡二两溶化良，

待温入明矾三两，众手为丸梧子样。

治诸核、瘿瘤、痔漏、便毒、诸疮，极能退血收脓，生肌敛口，每日二服，酒下三十。不饮酒者热水下，肺痈蜜汤下。

竹黄汤黄芪生黄，芩归芎草芍石膏，

人参麦门冬半夏，笛竹淡竹叶生姜。

治诸般发毒烦渴者。

止痛散当归黄芪，人参芍药及官桂，

甘草生地各二钱，水煎日服三贴是。

治诸毒出脓后疼痛。

内固清心散辰砂，芩参雄黄脑子麝，

白蔻绿豆皂角入，朴硝甘草等分佳。

治恶疮热盛焮痛，作渴烦躁，每用蜜汤送下一钱。

透脓散药只一般，出了蛾儿蚕茧良，

一个烧灰酒调服，立时脓尽病安康。

治诸般痈疮及贴骨痈不破者，不用针刀，一服不移时而自透，屡试有验。但此药用一个，只一个疮口，若用两三个，则疮口多，切不可轻用。

护心散乳香一钱，绿豆粉用四钱兼，

甘草汤调时时呷，疮沉晦者服必痊。

治诸发背疔肿，曾经汗下，毒气攻心，迷闷呕吐，喘嗽泄泻而痛，喉舌生疮，名曰心气绝。初起宜服此药，最能反出毒气，不致内陷。发后亦可间服，加山枇杷皮为末二钱。又可外敷止痛。

散血疏风汤荆穗，牛蒡乌药甘草随，
防风金银花羌活，血红疮毒肿痛医，
白芷升麻能止痛，黄柏散血及凉皮，
祖传同合地黄等，加入盐酒是神机。
治血风黄疱、诸疮肿热痛痒俱宜，屡试神效。

防风通圣散归芎，赤芍大黄麻黄同，
荷翘硝膏滑芩梗，荆芥白术草栀充。
治耳目口鼻唇舌咽喉风热、风痰及疮痈、发斑、打伤诸症。

灸针熨法

隔蒜灸法

先以湿纸覆毒，立候，纸先干处为疮头，记定。然后用独蒜去两头切中间三分厚，安疮头上，用艾炷于蒜上灸之，每五炷换蒜再灸。如疮大有十数头作一处生者，以蒜捣烂摊患处，铺艾灸之，蒜败再换。

治一切痈疽肿毒，大痛或不痛，或麻木，或色白，或色紫，不起发、不作脓最宜多灸，未成消，已成杀其大势。

桑枝灸法

用桑枝燃着，吹熄火焰，以头灸患处，一日三五次，每次取瘀肉腐动为度。若腐肉已去，新肉生迟，宜灸四围。

治发背不起发不腐，并治阴疮、瘰疬、流注、臁疮寒邪所袭久不愈者，未溃已溃俱宜。

巴豆针

每用三棱针簪巴豆灯上烧红，将纸揉净针毒针之①。

治一切恶疮恶毒，惟针核瘰，将篾箍箍住核，浅针数次。

雷火神针

闹阳花、蕲艾各一两，川乌、草乌各五钱，牙皂三钱，雄黄、硫黄各一钱，麝香一分。为细末，绵纸卷成条，如铁箸硬，隔七重火纸用力施针痛处。

治一切风损攀肩、溜肩等症。

葱熨法

用生葱捣烂炒热，频熨患处，至冷再换再熨。

治流注、结核、骨痈、鹤膝等症。先用隔蒜灸，余肿尚存，用此熨之，以助气血行壅滞。又治跌打损伤，止痛消肿散血之良剂。

敷洗熏割

熏割②散

雷公叶③、紫金④皮（焙切）为末，鸭蛋白调敷。

又方，山砒霜、树叶⑤各兜为细末，浓醋调敷。

治背发及各样损风恶毒俱宜。

拦风膏

大黄　黄柏　草乌　南星　五倍子　酒曲各一两　黄芩　郁金　白芷各五钱　芙蓉叶花二两

---

① 之：原作"毒"，据致本改。
② 熏割：原无，据致本补，凤本、宏本作"千金"，待考。
③ 叶：原无，据致本补，宏本作"里"，待考。
④ 紫金：原无，据致本补，当指"紫荆"。
⑤ 树叶：致本、凤本作"春叶"，待考。

共为末，鸭蛋白调敷。

阴阳散

赤芍　白芷　石菖①蒲　五倍子各二两　独活二两　紫荆皮五两

为末，或葱酒或醋调敷。

治痈疽、肿毒、流注半阴半阳症。

抑阳散

天花粉三两　姜黄　白芷　赤芍各一两

为末，茶汤任调服。

治痈疽属阳证。

抑阴散

草乌　白芷　赤芍　南星各一②两　肉桂五钱

葱汤或热酒调敷。

治痈疽，无论虚寒肿不消散，或不溃敛，或筋挛骨痛一切冷症。

疔毒敷药

赤石膏三两，煅过　石灰炒过，一两

为末，桐油调搽四围，止痛出脓。

巴豆膏

单巴豆炒焦，研如膏。须临用制之，庶不干燥。如发背中央肉死，涂之即腐；未死，涂之生肌。恶疮、臁疮久不收敛，内有毒根，以纸捻药纳之，毒根去即敛。

芙蓉膏

芙蓉叶、黄荆子各等分为末，共入石臼内捣极烂，用鸡子

---

①　菖：原无，据致本补。

②　一：原无，据宏本补。

白调搽患处留顶，如烟雾起立瘥。此方用在未溃之前或将溃之际，治发背、痈疽疼痛如锥剜不可忍，登时痛止如神。

铁桶膏

荞麦稿灰淋汁二碗，熬至一碗，下血竭、乳香、没药各三分，为末入汁内，再熬去半碗，取下待冷，入黄丹、雄黄、朱砂各八分，好石灰八钱，为极细末共一处，放药汁内搅匀成膏，瓷器收贮，用三棱针刺破，将药入内直送深入到底，不三四次痊愈。

灵草洗药方

治久新痈疽、背发、疖毒。

白茅嘴根止痛退潮　紫背乌柏根住痛消肿　三白草消风退肿　索草根收水　白毛桃干脓　水杨柳根去湿退肿　毛狗脊出毒收水　穿山蜈蚣止痛搜风去毒　山棠根去邪住痛　乌枹根住痛去毒　乳抱根住痛　青木香住痛　赤葛根消肿　铁菱角退肿住痛　白马骨住痛老茶收水　臭桐叶住痛去毒，收水断臭　三角枫去风　隔山叫住痛　回封草止痛退潮　乌茶去烂肉

上各味煎水熏洗，洗后用敷药，或用膏药。

君臣洗药方

治背发、乳痈、人面臁疮及诸恶疮疖毒肿痛。

防风　白芷　赤芍　苦参　甘草　荆芥　艾叶　银花　羌活　独活　归尾　牙皂　苍耳子　荷叶蒂　柏子仁　土蜂房　葱白　茶脚

上水煎，先熏后温冷，洗至干净，绢衣抹干，用清油硬调拦风膏之类敷之。如无脓不要留口，一日一换。如有脓可留口，出毒去脓水，用药完便以黑纸盖，绢带紧缚。如外臁疮，三日一换，不要行动。

肉汁汤洗法

治一切疮疽有口。

用公猪蹄爪肉一斤煮汁，分二次去油花肉渣，方入白芷、羌活、蜂房、黄芩、赤芍、当归、甘草各一钱，同煎十沸，俟温以绢蘸汤揩洗，恶血随洗而下。

文熏方

臭桐炆①水熏，或奴株②根醋炆熏，或五倍醋炆熏，或野山楂根醋炆熏。

武熏方

千军勇薮浓醋炆熏_{千军勇即臭蚁薮}，或搜山虎浓醋炆熏_{搜山虎即闹阳花根}。

代割方

蜗牛、蜈蚣、推车汉_{各焙切}

为末，麻油抹毒攒上。

毒不破方

蜘蛛打烂，盖毒上即破。

疖毒及喉风肿痛不用针方

只以新生鹅卵壳，烧灰存性为末，醋调敷肿处，立时自破出血。

去污化毒

点玄丹

明矾_{一两}　金脚信_{五钱，火煅存性}

---

① 炆（wén 文）：微火烧炖。此处指小火。
② 株：致本作"猪"，可参。

为极细末，善去恶毒污肉。

玉红散

明矾_{煅过}　真雄黄_{各等分}

为极细末攒，但污肉多宜多下白矾，污肉少宜多下雄黄。

化毒丹

煅石膏_{一两}　轻粉_{五分}

为极细末，俟去污肉后，用此化毒甚宜。

明肌散

单明矾_{煅过}

为极细末，凡恶疮作痒者用此甚宜，或入别药内亦好。

金华散

锦文大黄_{炒断烟}

为极细末，凡恶毒、恶疮作热作痛用此甚宜，或参入他药内亦妙。

白插入

即点玄丹面捻为丸或为条。

赤插入

用人言①、雄黄对半，饭捻为丸或为条。

黄插入

用人言、朱砂、蟾酥等分，面糊，捻成条或为丸。

住痛散

乳香　没药_{各三钱}　寒水石_{煅②过，五钱}　滑石_{五钱}　冰片_{一分}

共为极细末攒之。

---

① 人言：砒霜。
② 煅：原作"服"，据致本改。

生肌敛口

生肌散

象牙末一钱　赤石脂三钱　天灵盖五分

为极细末。

银红散

石膏一两，盐调黄泥作一罐子，将石膏放内火煅过，每两加飞过黄丹五钱，亦能生肌。

贵宝生肌散

龙骨火煅　血竭　石乳　没药俱箬①炙　黄丹飞过　儿茶　螵蛸火纸包炙，上各一钱　轻粉三分，皮纸炒　珍珠三分　麝香半分　冰片一分

甚加玛瑙、象皮，但血衰气弱者不宜用冰片。

白朱砂散

用上好雪白瓷器为极细末。

敛口稀锦散

用豨莶草焙干为极细末掺，或用鸡内金为极细末，但每先宜麻油抹毒方掺此。日足肉满宜用诸疮合口散，山鳅黄泥包，煨热后去泥为末，麻油调搽。或单贝母为末掺之。

背发及诸毒不合口神方

用桑条搅蜘蛛网，如绵纱纂子大，将灯火蜡之，即将鹅毛刷下灰，以纸乘，频蜡频刷下取灰。每遇未合口者，先将麻油及水各一盏火煎过，将鹅毛蘸水洗净败肉，方将灰掺之。

---

① 箬（ruò若）：竹名，叶可入药。

诸般神膏

万应膏

龚允皋兄传。

防风　荆芥　何首乌　草乌各八钱　独活　木鳖　红内消　白及　白蔹　川芎　归尾　白芷梢　杏仁　干白头翁各五钱　黄芩　黄柏　大黄　南星各一两　威灵仙　蒲黄　胡麻仁　苦参各三钱　穿山甲七片　江子十个　萆麻子三十　蜈蚣一条　油发少许

用麻油二斤，浸过前药一夜，次日温柔火煎至八分，俟药渣焦干浮起，将棕滤去渣。方以飞过黄丹一斤，水粉三两，逐时搅入油内，再煎将成膏。却将贵宝生肌散半帐搅入油内即住火，将大盆盛水，以膏放在水上去火气。但熬时必以桃、柳、槐枝搅不住手，切忌有孝有孕及鸡犬各项厌恶。

善治远近臁疮、瘰疬、疔疤、痈疽、疠毒、风损等症。

百灵膏

生地黄　熟地黄　赤芍　白芍　白芷　两头尖各五钱　木鳖　萆麻各百粒　巴豆五十　穿山甲五片

用真桐油一斤，将前药浸一宿，煎成炭浮起，用棕滤过。入炒过黄丹六两，水粉二两，百草霜二两，文武火熬成膏，滴水成珠。捻得硬时便入血竭末五分，乳香、没药、五灵脂各二钱，搅匀。

善贴恶疮及疠毒未破者。用药引子：以五倍煅过为灰五分，笋箬灰四分，白丁香三分，饭为丸，如黄豆大，护于膏药中，一贴即破。

太乙膏

玄参　白芷　当归　肉桂　大黄　赤芍　生地各一两

用麻油二斤半浸过夏三日，冬十日，春秋七日方入铜锅内，文武火煎至药枯黑，去渣入黄丹十二两。将桃枝不住手搅，煎至滴水成珠，软硬得中，即成膏收贮。

治一切痈疽肿毒，不问年月深浅已成未成者并宜。如发背，先以温水洗拭，摊绯绢贴之，更用冷水送下。血气不通，温酒下。赤白带下，当归煎酒下。咳嗽及喉闭、缠喉风，绵裹含化。一切风赤眼，贴两太阳穴，更以山栀煎汤下。打扑伤损，陈皮煎汤下，更外贴之。膝痛，盐汤下，更外贴之。唾血，桑白皮煎汤下。妇人经闭腹块作痛，贴之经行痛止。一切疥疮，别炼油少许，和膏涂之。诸瘰漏疮疖毒及杨梅疮毒溃烂，先用盐汤洗净贴之，并用温酒下三五十丸，梧子大，蛤粉为衣。虎犬蛇蝎汤火金疮伤，外贴内服。此膏可收十年不坏，愈久愈烈。

云母膏

川椒　白芷　赤芍　肉桂　当归　菖蒲　黄芪　白及　川芎　木香　龙胆　白蔹　防风　厚朴　桔梗　柴胡　苍术　黄芩　附子　白苓　良姜　百合皮　松脂　人参各五钱　甘草　柏皮　桑白皮　陈皮　槐枝　柳枝各一两

用清油二斤半，浸封七日，文武火煎，以柳木不住手搅，候匝沸乃下火，沸定又上火，如此者三次。以药枯黑滤去渣再熬，入黄丹二十两，乳没①、盐花、血竭、麝香各末五钱，云母、硝石各末四两，以槐枝不住手搅，滴水成珠不软不硬为度，瓷器收贮候温。将水银二两以绢包定，以手细弹铺在膏上，名养膏。每用时先刮去水银，或丸梧子大服，或摊绛布上贴，随宜用之。

---

① 乳没：诸本作"乳香"，《医学入门》作"没药"，可参。

如发背，败蒲煎汤洗拭贴之，内服一两，分三次温酒下，未成者即愈。乳痈、瘰疬、骨痈毒穿至骨，外贴内服一两，分三次酒下，甚者即泻恶物。肠痈，内服五两，分五次甘草煎汤下，未成脓者消，已成脓者随药下脓，下后每日仍酒下五丸，脓止住服。发颐、发鬓、发眉、发耳、脐痈、牙痈、牙疼、瘤瘿及一切疔疮肿毒并外贴，即时毒消痛止而愈，甚者内服。风眼，贴两太阳穴。小肠气，茴香煎酒下一分，日二服即愈。难产，温酒下一分。血晕欲死，姜汁和童便温酒下十丸即醒。死胎，榆皮汤下五钱即生。壁虎蜘蛛咬，外贴留疮口。虎豹咬，甘草煎汤洗拭点之，每日一换。蛇犬咬，外贴内服十丸，生油下。箭头入肉，外贴，每日吃熟绿豆少许，箭头自出。中毒，药酒下一分，每日一服，四日泻出恶血立瘥，忌羊血。如收此药防身，以蜡纸裹，不令风干，可收三十年。

禄真膏

龚如虚兄传。

第一下真麻油二斤半；第二下捣碎甘草四两；三下天麦二冬去心、熟地黄、生地黄俱酒浸、官桂、牛膝、苁蓉酒浸、鹿茸酥炙、远志甘草汤煮，去骨酒浸、川续断、紫梢花、木鳖子、谷精草、大附子、白果、杏仁、蛇床、虎骨酥炙捶碎、菟丝子水泡水浸各秤末四钱；四下松香四两，黄丹一斤水飞过；五下硫黄、雄黄、龙骨、赤石脂细末各四钱；六下乳香、没药、丁香、南木香细末各四钱；七下当门①、麝香、蟾酥、真阳起石细末各二钱，海狗肾一个；八下黄蜡六钱。

上药煎法：用净锅一口，桑柴烧，用文武火将第一下、二

---

① 当门：疑指"当门子"，待考。

外科百效全书

一八

下甘草与香油先熬五六沸。又下第三天门冬十九味粗末，熬至各味药枯焦黑，用细密绢巾滤去渣。却下第四松香、黄丹，以槐树条一把不住手搅，药滴成珠不散为度。方下第五硫黄等细末，搅匀住火。又下第七麝香等细末搅匀，再滴水成珠，膏药好了。却下第八黄蜡再搅匀，盛瓷器内用油纸裹浸井水中，四五日出火毒用。

此膏能镇玉池①，存精不泄，龟旺不死，通血脉，强身体，返老还童，须发复黑，固真精，善御器，虽数次不泄，去膏方泄，泄则有孕。此药百无所忌，且能滋皮肤，治腰膝疼痛、下元虚损、四肢麻木、半身不遂、五劳七伤、冷气攻刺及去小肠膀胱气、二三十年痨症、远年近日风蛊等症、筋骨酸痛、阳事不举，每用膏三四钱，摊绫绢上贴腰眼二穴，一个膏药可贴得六十日。欲御器，则将一个贴脐孔上。此膏一个可卖银五钱，切莫轻视。

风损膏

三角枫　珍珠藤　墨斗草各三斤　水胡椒草十斤

共洗净，捣烂取自然汁。同姜汁半斤，浓醋二碗，鲜米泔二碗，黄丹末、陀僧末一两同煎成膏，任用甚神。

千捶膏

松香八两　乳香　没药七钱　铜青一两　蓖麻子一百五十个
杏仁去皮尖，一百五十个

同捶成膏，不要见火，或硬用极滚的热水捻开，但摊膏必须蓝梭布。

治诸般痈毒恶疮、拔毒追脓及治软疖、瘰疬、攀肩、溜肩

---

① 玉池：致本、凤本作"玉液"，宏本作"上液"，可参。

诸损如神。若腹中痞块及疟疾，贴大椎及身椎穴尤效。

玉露膏

黄丹半斤　水粉四两

研匀，用麻油一斤，煎至滴水成珠，方下乳香、龙骨、血竭、儿茶、轻粉各末二钱，搅匀，瓷器收贮，摊纸贴之。

治痈疽、瘰疬，生肌敛口止痛。如贴热疮及艾灸火疮，不须下乳没等药，单用水粉、黄丹二味。

玉容膏

云林传。

香油二两，黄蜡一两二味火化开，入黄丹末一钱，寒水石火煅一两，为细末，溶化为膏，纸摊贴患处。

治发背、痈疽溃烂，用此生肌止痛，外护如神。

五油隔纸膏

允皋兄传。

香油、松沥油、木油、猪油、鸡子油调匀用。

如诸疮作痒，内入金华散五钱，明肌散一两，调贴患处。如诸疮虚痛不作痒，内入金华散一两，乳香、没药末各三钱，调贴患处如神。

隔纸白玉膏

如虚传。

先用雄猪油二两熬去渣，随以黄蜡、白蜡各一两，同熬化听用。再将蓖麻仁二两捣烂如泥，入铅粉四两，麻油四两，鸡子油二两，和匀候冷，入乳香末三钱，轻粉五钱，冰片五分，搅匀瓷罐收之。每用时以胭脂或棉片上药贴在患处。

金花隔纸膏

先以黄蜡二两，麻油四两，油头发少许同煎。俟发化，便将大黄一两，黄连、黄芩、黄柏各五钱俱炒黑为末及乳没各五分，同搅入于内作膏。

能贴内外臁疮、热毒、恶疮、水泡①、火疮、奶风等症，甚效。

四应膏

应圆制。

先以桐油二两，黄蜡七钱煎化，入煅过石膏末七钱，生大黄末七钱，搅匀开膏。

治臁疮、裙褊、杖疮、松皮烂等疮。但每用此膏，一日一换，不用水洗，不见风处贴，如脓水干及肉满，再不必换药。上用原膏贴老皮，若四弦作痒，用生姜自然汁或搽痒处，或入膏药。如臁疮，用姜葱煎汤洗后方贴，仍服荆防败毒散四贴，十全大补汤四贴。虚疮不痒如痛②，用大附子、肉桂为末，少许涂疮口，上贴膏药。如多年肉烂内外臁疮，先以萝卜一斤切，葱四两同煮热，以汤洗，以卜、葱捣烂敷，一日一洗一换，油纸隔绢扎，五日方贴膏。

金不换神仙膏

杜进士传。

专治男妇小儿不分远年近日五劳七伤、咳嗽、痰喘气急、左瘫右痪、手足麻木、遍身筋骨疼痛、腰脚软弱、偏正头风、心气疼痛、小肠疝气偏坠、跌打伤损、寒湿脚气③、疟疾、走气、痞块、男子遗精白浊、妇人赤白带下、月经不调、血崩，兼治无名肿毒、瘰疬、臁疮、杨梅顽疮，误服轻粉致伤筋骨疼

---

① 水泡：现代多作"水疱"。

② 不痒如痛：致本作"不痒不痛"，可参。

③ 寒湿脚气：原作"寒温脚气"，据凤本及文义改。

痛，变为恶毒，肿烂成疮，大如盘，或流黄水，或流脓血，遍身臭烂不能动履者，贴此膏药除根，永不再发。

川芎　白芷　生黄　熟黄　当归　白术　苍术　陈皮　香附　枳壳　乌药　半夏　青皮　白蔹　细辛　知母　贝母　杏仁　黄连　黄芩　黄柏　栀子　大黄　桑白皮　柴胡　薄荷　赤芍　木通　桃仁　玄参　猪苓　泽泻　桔梗　前胡　升麻　麻黄　牛膝　杜仲　山药　远志　续断　良姜　甘草　连翘　藁本　茵陈　地榆　何首乌　防风　荆芥　羌活　独活　苦参　僵蚕　天麻　金银花　南星　川乌　草乌　芫花　巴豆　威灵仙　白鲜皮　苍耳头七个　五加皮　青风藤　益母草　两头尖　五倍子　大风子　穿山甲　蜈蚣二十条　桃　柳　榆　槐　桑　练　楮枝各三十

上药共七十二味，每一味用五钱，各要切为粗片。用真芝麻油十二斤，浸药在内，夏浸三日，冬浸半月方可，煎药黑枯色为度。用麻布一片滤去渣，将油再秤，如有十数斤，加飞过黄丹五斤。如油有八斤，加黄丹四斤，依数下丹，决无差矣。将油再下锅熬，黄丹徐徐的投下，手中用槐柳棍不住的搅，火先文后武，熬成滴在水中成珠不散。春夏硬秋冬软，此是口诀。瓷器内贮之，临用时加细药：乳香、没药、血竭、轻粉、朝脑即樟脑、片脑、麝香、龙骨、海螵蛸、赤石脂。上细药十味，共为细末，瓷器内收贮，临摊膏药掺上。此须生肌止痛，调血气，去风湿甚妙。

五劳七伤、遍身筋骨疼痛、腰脚软弱，贴两膏肓穴、两肾俞穴、两三里穴。痰喘气急咳嗽，贴肺俞穴、华盖穴、膻中穴。左瘫右痪、手足麻木，贴两肩井穴、两曲池穴。男子遗精白浊、妇人赤白带下、月经不调、血出崩漏，贴两阴交穴、关元穴。

赤白痢疾，贴丹田穴。疟疾，男子贴左臂，女子贴右臂，即止。腰疼，贴命门穴。如小肠疝气，贴膀胱穴。偏正头风，贴风门穴。心气疼痛，贴中脘穴。走气，贴两章门穴。寒湿脚气，贴两三里穴。一切无名肿毒、疠疬、臁疮、杨梅顽疮及跌扑伤损、痞块，不必寻穴，皆本病患处即愈。

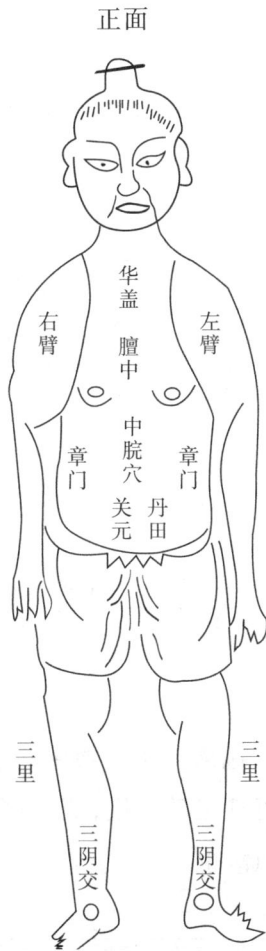

正面

华盖
膻中
右臂　　左臂
中脘穴
章门　　章门
丹田
关元

三里　　三里

三阴交　　三阴交

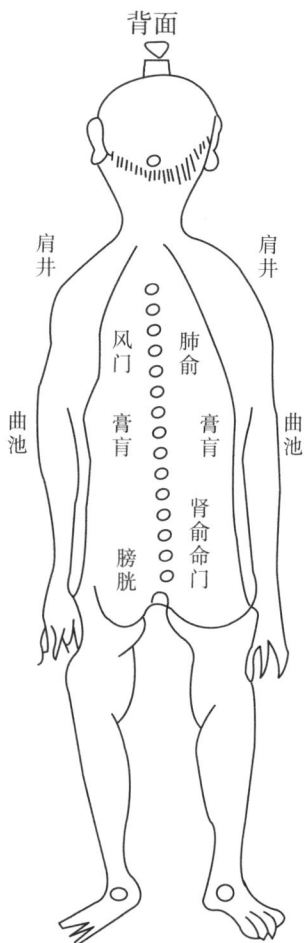

背面

肩井　肩井

风门　肺俞

曲池　膏肓　膏肓　曲池

肾俞命门

膀胱

贴膏药法

如疮有脓血不净，痂瘢闭凝，须用药水洗净拭干，候日一换①，黄水脓血止，两日三日一换，贴至愈。凡洗拭换膏必须预备即贴之，新肉恶风故也。

---

① 候日一换：致本作"候水气干，却用膏贴，贴后有黄水脓血流出，用纸捎从侧畔出，一日一换"，义胜。

取久疽久漏中朽骨法

乌骨鸡胫骨以信石实之，盐泥固济，火煅通红，地上出火毒。取骨为末，饭丸如粟米大，以皮纸捻送入窍内，外用膏药贴之，其骨自出。

卷之二

脑 颈 部

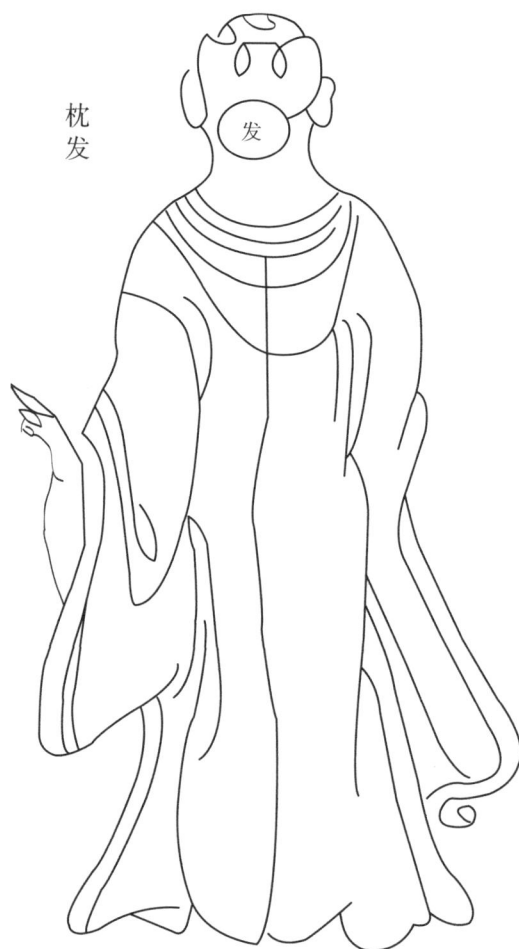

枕发

发

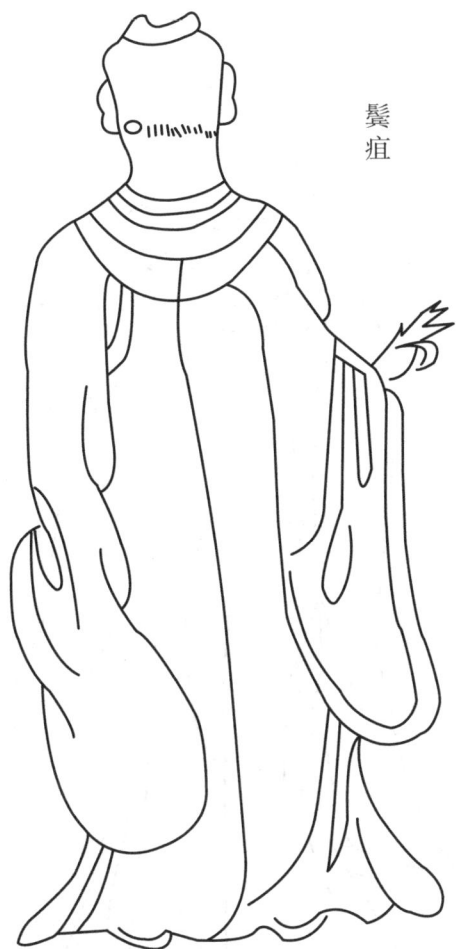

鬓疽

蜂窠发

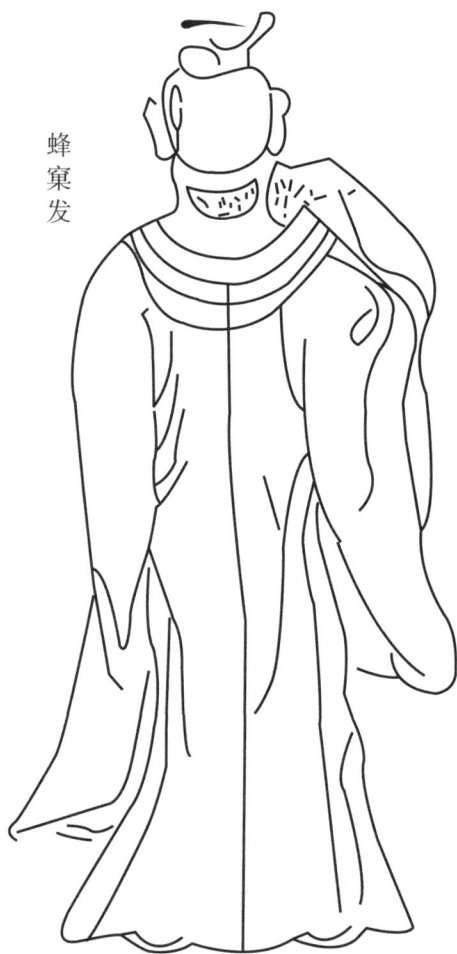

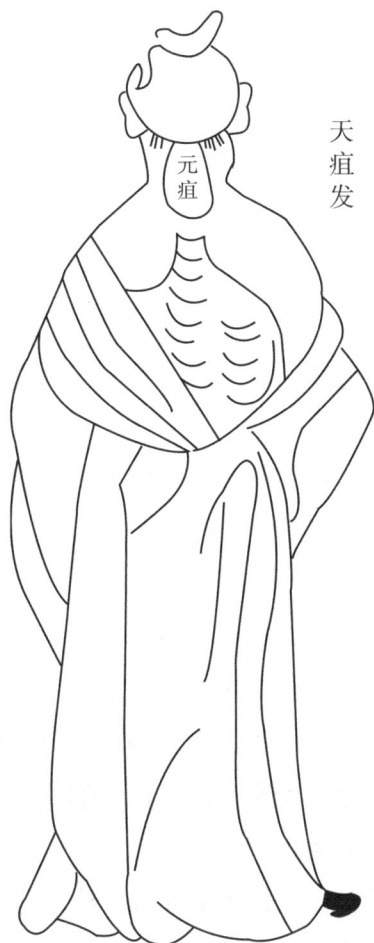

元疽

天疽发

脑 痈

脑后、颈后、顶心发是六腑阳毒聚顶，太阳膀胱主之，久积痰火，湿热上蒸于脑也。

大凡头脑上生痈疽，宜服降火化痰、消肿托里之药，不可轻易针灸，惟初起隔蒜灸之则可，但艾炷宜小而少。若势成者，外敷拦风膏、阴阳散之类。若热上蒸连颐而穿口，必主穿喉而死。若服药色黯，不溃不敛，为阴精涸，名脑烁，不治。但施方必随症而治之。

痈疽生于脑前者名脑发，又名痈冠发①；若生于脑后枕处者名枕发，俱宜用千金托里散。

千金托里散

红内消　秦归身　大川芎　穿山蜈蚣　小黄芪各二钱　防风羌活　白芷头　山慈菇　新升麻　土赤芍　穿山甲炒成珠，各一钱五分　甘草五分

半酒半水煎服，毒未成者一贴即消，已成者三贴即破。破后脓血去多则气血虚弱，宜服内补散六贴，方能合口。

内补散

好人参肺热作咳者不用此味　小黄芪　秦归身　大川芎　川厚朴　厚肉桂　防风肉　甘草节　白芷头各等分

水煎服。如四边红不退，加红内消、山慈菇，去肉桂。如脓浓闭毒，倍加川芎。如脓水清不干，倍加黄芪。日久口不合，再服三贴。外用乌梅烧灰存性敷口上。

又方，治溃破者，内服前十宣散，外用盐茶洗，麻油抹白朱砂厚攒玉容膏贴之。如有污肉，亦如前治法。总要化毒、生肌敛口治之。

痈疽生于脑后对口者名曰天疽，又名对口发，其状大而色紫黑。若不急治，热入渊液，前伤任脉，内熏肝肺，十余日死，急用内托千金散或千金托里散，外以白朱砂散麻油调敷毒上，中间留口，其痛即止。

---

① 痈冠发：致本作"鸡冠发"，可参。

内托千金散

人参　黄芪　归尾　白芷梢　白芍　官桂　川芎　防风　桔梗　银花　瓜蒌　甘草

水煎，酒斗服。

痈疽生于脑心者，四边㿠赤肿硬，连于耳项，寒热疼痛。若不急治，毒入于血，肉多腐坏，脓水从头中而出，血逆痰起不治。

痈疽生于颈后者，疮头向上，疮尾向下，内多窟，根形如蜂窠，乃反症也，其名遂即曰蜂窠发。㿠肿者易疗，如痰发或流入两肩者不治。但㿠肿起者，急宜用前方括歌内托里散去附子，加升麻、赤芍、桔梗，煎服。如病脑痈，㿠肿作痛，烦渴好饮冷水，宜除痰火湿热之剂，用活命饮或黄连消毒散加天花粉选用。

黄连消毒散

黄连一钱　羌活一钱　独活四分　黄芪二分　黄芩五分　黄柏五分　防风五分　藁本五分　甘草三分　人参三分　当归四分　花粉①五分　桔梗四分　知母四分　宅舍　苏叶　陈皮

活命饮

白芍　白芷　川芎　当归　天花粉　皂角刺　贝母　金银花　陈皮　乳香　没药　大黄　穿山甲　甘草

酒煎服。

如肿毒口干作渴，好饮热汤，为肾虚火炽，宜前方歌括内托里消毒散或托里益气汤选用。

---

① 花粉：原作"黄连"，据宏本改。

托里益气汤

人参　茯苓　白术　贝母　陈皮　香附　白芍　归身　熟地　桔梗　甘草

水煎服。

如因膏粱热郁成脑疽者，宜用当归、黄连酒炒、黄芩酒炒各二钱，黄柏酒炒、连翘、防风、羌活、山栀、甘草各一钱，独活、藁本各七分，泽泻五分①，水浸良久，入酒半盏同煎热服，日二次，三日尽六服，却将药清汁调下木香、槟榔末各三钱。

乘枕风，脑枕后痛浮肿者可针，先服大头肿内开关散，次服咽喉内地黄散。

头　疮

头上生疮，用黄连五钱，蛇床子二钱，五倍子一钱，轻粉五分，为末，香油调搽。但先宜荆芥、葱煎水洗。

头疮湿烂良方，用燕窠土、黄柏为末干掺。或单白石膏，半生半熟，火煅为末，干抵。

头上生疮生风，用银朱一钱打烂，艾叶及火纸卷筒点灼，放桶内以烟熏之，但要布盖定头，莫使烟出，久久熏。次日疮干风死，神效。

头上生疮如梅花点，用生鲫鱼一个去内杂，不见生水，以生矾末一钱，人言三分入鱼内，麻油浸，焙干为末，干掺之。五六日即脱痂，但先宜花椒、盐茶洗。

疙头②，用羊舌根草、白矾浓醋捣烂掩，神效。

---

① 分：原无，据致本补。
② 疙头：致本作"秃头"，可参。

又秃头方，用乌鱼头一个，花椒一撮，麻油一大盅，锈钉磨油半盅。四味将铁杓盛，置火上熬，熬得大枯，去鱼骨搽之。

梅花疔，用金头蜈蚣一条，紫草不拘多少，麻油煎成膏，搽患处，但先要盐茶洗净。如小儿肥疮，去蜈蚣。

小儿秃疮，用木油一两，肥皂肉八钱同煎，切①去肥皂以油搽。

小儿头疮烂成块久不愈者，以花椒末、新猪油煎膏调涂，三五次即愈。

小儿满头疮，用旧网巾烧灰为末，麻油调搽。

小儿头上黄水疮，用雄黄、朱砂、硫黄、寒水石、枯矾、蛇床子等分为末，麻油调搽，湿者干摊。

小儿头生红饼疮，名胎癫。先用生艾、白芷、大腹皮、葱白煎汤洗净拭干，次用生蓝叶入蜜捣膏敷之。

大 头 肿

大头肿又名雷头风，是症乃湿在高巅之上，故头面痛肿疙瘩，甚则咽嗌堵塞，害人最速。冬温后多病此症，有似伤寒，寒热身痛，治宜分表里三阳。

病大头肿，如脉浮表证多者，宜清震汤或方括歌内荆防败毒散治之。

清震汤

升麻　苍术各一两　莲叶一皮

水煎，徐徐服。

---

① 切：致本作"炼"，义胜。

脉沉里证见者，宜羌黄汤为主①。

羌黄汤

羌活_{酒炒}　黄芩_{酒炒}　大黄_{酒蒸}

如连两目鼻面肿者，阳明也，宜羌黄汤加干葛、升麻、芍药、石膏。如发耳前后并头角者，少阳也，宜羌黄汤加瓜蒌仁、牛蒡子。如脑后项下肿起者，太阳也，宜羌黄汤加防风、荆芥，俱水煎，时时呷之，取大便邪气去则止，甚者加芒硝。如咽喉肿痛者，僵蚕一两，大黄二两，蜜丸如弹子大，井水化服。如表里俱解肿不消者，磁锋去血，外用通关散②细辛③、牙皂，倍羊踯躅及藜芦少许，搐鼻嚏，以泄其毒。如久不愈欲作脓者，内服方括歌内托里消毒散。如溃后肿赤不消，脓清色白者，宜六君子汤加桔梗、芎、归。

六君子汤

陈皮　半夏　人参　白术　茯苓　甘草

如元气素弱，脉微者，用人参、白术、当归、川芎、陈皮、柴胡、升麻、甘草等分，以升举阳气；用牛蒡子、玄参、连翘、桔梗减半，以解热毒。要知肿赤便属纯阳，脉微便属纯阴，慎之慎之。

头风神方

翠鸟舌一个，以桐油浸，晒干复浸，如此不计其数，要舌硬如三棱针一般方住。遇头风发，将鸟舌于头上乱针即愈，不过三五次即断根。

---

① 脉沉……羌黄汤为主：出自《医学入门》，方名"羌黄汤"为本书所创。原作"羌活汤"，据下文及文义改。

② 通关散：诸本同，疑当指下文之"开关散"。

③ 细辛：诸本同，其前疑有脱文。

边头疼风，一边头疼如破可针，先用开关散①，次用咽喉内地黄散合紫证散，服后用补药。

开关散

川芎五钱　白芷一两　北辛去叶，三钱　薄荷叶五钱

为末，每服二钱，食后用葱汤或热茶或水调下，后服用茶葱煎热水下。

鬓疽

鬓疽之症，乃肝胆怒火或风热肾虚、血燥脾劳所致也，方宜随症治之。如怒火风热，宜柴胡清肝汤；肿痛甚者，急用脑痈内活命饮。

柴胡清肝汤

柴胡　山栀炒　白芍　黄芩　人参　连翘　桔梗

如肾水不能生木，以致肝胆火盛血燥，鬓及头目肿痛者，或日晡潮热，宜用当归、川芎、白芍、熟黄、柴胡、桔梗煎服。如因劳役，肿痛寒热，喘渴自汗者，宜补中益气汤去升麻、柴胡，加五味、麦门冬、炮姜煎服。

补中益气汤

人参　黄芪　甘草　白术　柴胡　当归身　升麻　陈皮半夏

鬓发单方

用头发烧灰香油调搽。

耳疮

耳疮之症，乃三焦肝风热或血虚肾虚火动所致，不可不随

---

① 开关散：原作"开门散"，据下文及文义改。

症而治之也。耳疮发热焮痛，属三焦厥阴风热，宜鬓疽内柴胡清肝汤。内热痒痛，出脓寒热，溺数牵引，胸胁胀痛，属肝火血虚，宜八味逍遥散。

当归 白芍 茯苓 白术 柴胡 车前 牡丹皮 栀子仁 甘草

耳中有脓，乃肾经气实，热上冲耳，遂使津液壅滞为脓。或小儿沐浴，水入耳中停留，搏于气血，酝酿成脓，治宜用黄龙散。

枯白矾一钱 龙骨一钱，研 黄丹一钱，飞 胭脂一钱，烧灰 麝香少许

为末，先以绵杖子搌去耳中脓，方以药掺入内，日日用之，勿令风入。

耳内出脓，臭热痒痛，用馄饨草洗净，入盐少许，共擂烂，绢巾滤汁，滴入耳内，后用枯白矾末，将笔管吹入其中，二三次效。

耳边眼下赤烂湿痒，用黄丹（煅赤色）、白矾（飞过）、绿豆粉各一钱，为细末，干掺疮上，或唾调搽亦可。

耳内忽大痛，如有虫在内奔走，或有血水或干痛不可忍者，必用蛇蜕皮（烧存性）为末，以鹅管推①入耳中。

耳间疼痛如刀割，出血流脓久不干者，鸠屎、夜明砂吹入内，甚神。

耳湿，用陈皮烧灰，吹入耳中数次，神效。

耳底，用桑螵蛸一个（慢火炙八分熟，存性），入麝一字为末，每用半字掺耳内。如有脓，先用绵捻去脓方掺。

---

① 推：致本作"吹"，义胜。

聤①耳神方，用苍术削尖，入耳孔内，将艾火置苍术头上，灸六七壮即愈。

合架风，两耳下生一舌核，红肿，牙关紧闭，口不得开。剪刀橄开，以竹实入内，灌地黄散合紫证散上方俱见咽喉类。

皮株子风，两耳浮肿生核者。老人多有此疾，宜服咽喉内紫证散、地黄散及大头肿内开关散。

百虫入耳，用两刀于耳边相磨，戞作声即出，或用麻油灌之即出。

又方，用桃叶挼②碎塞耳自出。

又方，用葱涕灌耳中，虫自出，或闭塞诸窍自出。

蜓蚨入耳，用猫尿灌耳立出。取猫尿用盆盛，猫以生姜擦牙。

苍蝇入耳，用皂角子研烂，用生鳝鱼血灌耳中。

蚁子入耳，用猪精肉一指，火炙令香，置耳孔边即出。

蜈蚣入耳，用生姜汁或韭汁灌耳自出，或以熟鸡肉一块，置耳边自出。

杂物入耳中不得出，以麻绳剪一头，散溶牛胶在上，探入耳中使其物粘之，徐徐引出效。

水入耳中，用薄荷汁点之效。

黄豆入耳中，用鹅翎管截，长一二寸许，去其中膜，留少许于一头，以有膜之头入耳中，口气吸即出。

内 疳

内疳之症，生于口上腭，乃初发如莲花，根蒂小而下垂乃

---

① 聤（tíng 停）：耳道流脓。
② 挼（ruó）：揉搓。

大，最是虚劳元气薄也。

古方治法

以钩刀决其根，烧铁烙以止其血，次以雄黄、轻粉、粉霜、白芷、白蔹为末敷之，以槐枝作枕，支其牙颊间，毋使口合，一二时许，疮瘢定合，口自便。次日出脓，以生肌掺之。

走马牙疳，用红枣一个，去核包信少许，以湿纸裹定，火内烧，并黄柏共为末贴牙上。

小儿口中生疮，用薄荷、荆芥各一钱，柏叶三分半，甘草二分，共为末，入朴硝、青黛、硼砂各三分，和匀，以绢帛拭去口中白，将前药少许点舌，或蜜调搽。如泄泻，用乳调更妙。

口 舌 疮

夫口舌为病，或为糜烂生疮，或为重舌木舌。原其所因，未有不因七情烦扰、五味过伤之所致也。

口疮，用绿袍散。

黄柏去皮，二两　青黛二钱

上为末，掺患处噙之，吐出涎即愈。或单生白矾口含，一二时出涎数次，如神。

又方，用黄连、黄柏、黄芩、栀子、细辛、干姜，上各等分为细末，先用米泔水漱口，后搽药于患处，吐咽不拘，神效①。

上膈痈毒，舌上生疮，咽喉肿痛，用升麻、赤芍、人参、桔梗、干葛各钱半，甘草七分，水煎，徐徐服②。

---

① 又方……神效：出自《古今医鉴》，原方名"赴宴散"。
② 上膈……徐徐服：出自《古今医鉴》，原方名"升麻散"。

口烂出涎，用噙化丸。

儿茶　薄荷　寒水石各三分　粉草炙　芒硝各一钱　白矾灰
过，二分

蜜丸，噙化。

口舌痛生疮，用上清丸。

薄荷叶三两　硼砂五钱　天花粉一两　天竺黄五钱　风化硝
百药煎　防风　孩儿茶　甘草各一两　桔梗七钱

上为细末，炼蜜为丸，如弹子大，每用一丸，噙化。

口气，口干，口舌生疮，宜硼砂二钱，片脑、麝香各一分，
马牙硝风化四钱，寒水石煅一两，上为末，以甘草膏为丸，如麻
子大，不拘时含一丸，咽①。

凡口疮用凉药不愈者，乃中气虚，相火泛上无制，用干姜、
人参、白术煎服，从治之即愈，甚者加附子。或用官桂末掺之，
或用干姜、黄连等分为末掺之，涎出立效。

舌上肿硬，用百草霜、海盐为末，井花水调敷。又方，用
蒲黄末频掺舌上，内以黄连一味煎汤服之，以泻心火。

舌长过寸，古方用冰片，敷之即收。

舌无故出血如泉，以槐花为末，掺之即止。

舌上忽胀出口外，俗云是蜈蚣毒，用雄鸡血一小盅，浸之
即缩入。

坐舌②莲花风，乃舌下浮肿生毒，可针两边尖片，切莫针
中央。先用地黄散，次用紫证散，后用三味熏药，或用角药上方
俱见咽喉内。

木舌风，舌尖角生毒，难以转移，红肿破。用针，次用地

---

① 咽：致本作"咽津"，可参。
② 舌：致本作"石"。

黄散方见咽喉。

抢食风，饮食中忽生血泡，在腭及舌根左右，随食胀塞不能吞。用芒针针破，内服地黄散合紫证散方见咽喉。

驴嘴风，下唇肿痛，可针可熏，先宜地黄散，次紫证散、开关散地黄散、紫证散方见咽喉，开关散见大头肿内。

唇紧燥裂生疮，宜橄榄不拘多少烧灰，猪脂和，敷患处。

口唇干裂破成疮，用炉甘石三钱火煅，文蛤一两，黄柏一两，苍术五钱，除甘石三味同炒赤色，共研极细，入片脑三分再研，用蜡油调敷唇上。

冰茶

南京鲍鹤浦传。

上品细茶去梗一斤，用甘草浓煎取汁，调儿茶末六两，冰片一钱，拌透细茶一晚，次日晒干收贮，香口清膈，妙不可言。

香茶饼①

南京传。

用孩儿茶四两，桂花二两，薄荷叶一两，硼砂五钱，冰片二分为末，用甘草煮汁熬膏作饼，噙化咽下，能清上化痰②香口。

牙　齿

夫齿者肾之标、骨之余也，足阳明胃之脉贯络于齿上龈，手阳明大肠之脉贯络于齿下龈。其间有肿痛臭烂者，皆由肠胃有风邪或湿热而生虫也，唯痛而动摇者，多属肾元虚耳。治宜泻阳明之湿热，更以擦牙之诛虫之剂投之。

---

① 香茶饼：致本作"香油饼"。
② 痰：原无，据致本补。

上下牙齿疼痛不可忍，牵头脑①，满面发热大痛，此是过食辛热之物所致也，治宜用当归身、生地黄、黄连、牡丹皮各三钱，升麻一两，锉剂，水煎稍冷服。如痛甚加石膏二钱，细辛三分，黄芩五钱，细茶三钱，大黄蒸一钱；肿加防风、荆芥各一钱。

牙齿疳蚀，牙龈肉将脱，血不止，治宜神功丸。

藿香二钱　当归一钱　生地黄酒洗，三钱　黄连五钱　升麻二钱　木香一钱　砂仁五钱　生甘草三钱　兰香叶一钱

上为末，汤浸蒸饼为丸，如绿豆大，每服一百丸，加至二百丸，食远白汤下。

牙床上下肿烂作痛，或因杨梅疮多服轻粉，致筋骨疼痛，而作牙眶肿烂者，治宜神灯照眼法。

乳香　没药　自然铜各二钱　水银唾研　锡花　川乌　草乌各一钱半　雄黄　银朱　白芷各一钱　朱砂八分

上为末，绵纸裹作条子，香油透点灯。以瓦片盛，置斗内或桶内，将手掩其口鼻，以目观灯，先将被覆其身子，勿令透气即愈，或有汗尤妙。

走马牙疳及遍口齿落唇穿，治宜妇人溺桶中白垢五钱，枯白矾、白霜梅存性枯过②各二钱，为末听用。可先将韭根、陈茶煎脓汁，以鸡翎蘸③热汁刷去腐肉，洗见鲜血，然后敷药，一日三次。烂至喉者，以竹管吹入，忌油腻鸡鱼，如山根发红点者难治④。

---

① 牵头脑：致本作"牵引头痛"，《古今医鉴》作"牵引头脑"，可参。
② 存性枯过：致本作"枯过存性"，当从。
③ 蘸：原作"煎"，据致本改。
④ 走马牙疳……难治：出自《医学入门》，原方名"溺白散"。

牙痛神方

龚应圆制。用花椒五分，麝香一分，红豆二个，巴豆二个（去油），为末，作丸如梧桐子大，将绵包卷放齿痛处，涎不宜吞，立效。

又方，雄鼠全骨一副（捉得雄鼠时打死，用稻草紧紧扎定，入火内煨熟至烂，去肉取骨，俱要齐全，尾骨亦不可少）为末，草乌_{去皮脐}为末，各听加减。如齿动者，用骨末一分半、草乌末半分；齿痛者，各等分，擦于痛即止。

爆牙虫牙，用白脚蜈蚣一条，草乌一个，黄连三分，轻粉五分，马牙①一个烧灰，灯心灰一分_{灯心必将米汤浸过，方可烧灰}。共为末，将针针破牙床，以药点即落。

包牙风，治宜草乌切两片，久擦痛处，自流涎即愈，切莫吞涎。

牙泻，用青莲叶捶烂入盐，挪晒干，烧灰擦牙。

牙根臭烂黑色，有虫作痛，治宜鸡内金一钱，白芷五分，麝香一字②，共为末，每服一字，或擦患处亦妙。

牙痛甚者，不拘风牙虫牙，治宜苍耳子、陈浮麦、芫花根、花椒、蜂房、蒺藜，均合以陈醋久炊，纸盖待温热，漱口三次，凭药水并痰自流口角而出，不可吞下，服药时又不可冒风。

牙风颔药，用蟾酥四厘，川乌尖一厘，共研烂，丸如麻子大，安入牙缝疼处即愈。

角架风，牙关头紧生疮。有痰者可针，无痰者不可针，只宜地黄散、紫证散，后用熏药_{方见咽喉}。

---

① 马牙：原作"马芽"，据致本改。
② 一字：致本作"一厘"，可参。

搜牙风，牙眶肿痛，口内作烧生痰者，用地黄散、紫证散及熏神效方见咽喉。

悬痍风，牙眶浮肿白烂者。出血不可针，用辛乌散敷，及用大头肿内开关散，合咽喉内紫证散、地黄散、银锁钥并熏。银锁钥，即绿葱花，又名玉簪花①，用好米醋研噙，不可吞。

牙痛风，牙眶上生疔疮毒者。有内外生者可针，可用地黄散，有痰用金锁匙②兼紫证散方俱见咽喉内。

取牙神方，用鲫鱼四五两重者，去肠屎，将赤脚信末入鱼③腹内，置净处阴干，候起霜，刷下听用，每点牙一咳其牙即下。又方，用红花子一两，胆矾、硇砂各五分为末，点，一咳其牙即下④。

牙落重生京师传，用公鼠骨一副取骨法：用鼠一个剥去皮，以硇砂擦上，三日肉烂化尽，取骨，瓦上焙干用，香附一两，白芷、川芎、桑皮、地骨皮、川椒、青盐、蒲公英、旱莲草、川槿皮各三钱。共为末，擦百日，其牙复生。

固齿乌须方

龚如虚传。

细辛一两　石膏火煅，一两　防风去皮，二钱　故芷七分　龙骨八钱，火煅⑤醋淬九次　川椒三钱　熟地黄一两　山柰三钱　丁香三钱　当归五钱　青盐五钱，面包，火煨熟　没石子雌雄，三对　香白芷三钱　地骨皮八钱，炒　牙皂八钱，火煨

---

① 玉簪花：原作"王簪苞"，据致本改。
② 匙：原作"钥"，据下文及文义改。
③ 去肠屎……入鱼：原无，据致本补。
④ 一咳其牙即下：致本作"点一次，手拈即下"，可参。
⑤ 火煅：原作"火烟"，据致本改。

共十五味，不宜犯铁器。为极细末，瓦罐收，每早百沸汤漱口，擦牙三次，白汤下。

擦牙散

龚应圆制。

石膏一斤，火煅　香附十二两，炒　甘松二两

共为末，擦牙固齿如神，更简易不甚，废本以制卖。

痄腮髭发①同

痄腮之症，乃风热犯其胃，初治亦宜分表里。外因风热，肿痛在表，寒热者，宜升麻胃风汤。

升麻胃风汤②

干葛　白芷　苍术　柴胡　藁本　蔓荆　当归　草蔻　羌活　甘草　黄柏　麻黄

姜枣煎服。

在里二便不利者，宜四顺清凉饮煎服。

四顺清凉饮

归身　白芍　地黄　甘草　柴胡　黄芩

如表里俱解，则肿痛又不消，欲作脓③者，宜用方括歌内托里消毒散治之。

膏粱厚味，胃经积热，腮肿作痛或发寒热者，宜服二连汤④。

---

① 髭发：指发于颊部的痈疽。

② 升麻胃风汤：本方缺升麻，剂量可参照《医学入门》。

③ 脓：原作"肿"，据致本、凤本改。

④ 膏粱厚味……二连汤：出自《医学入门》，方名"二连汤"为本书所创。

二连汤

黄连　连翘　升麻　牛蒡子　白芷等分

水煎。

如连耳上太阳部分肿，属风热，宜二连汤加羌活、防风；如连耳下少阳部分肿，属怒火，宜二连汤加柴胡、山栀、牡丹皮；如连耳后少阴部分肿，属相火，宜二连汤加知母、黄柏。

头面齿牙俱肿，内热口干者，治宜犀角升麻汤。

犀角升麻汤①

白芷　防风　川芎　白附子　羌活　黄芩　甘草

齿牙唇口俱肿出血者，治宜清胃散加②石膏。

清胃散

归身　生地　黄连　牡丹皮各三钱　升麻倍下

如内伤生冷，凉药不能消溃，食少体倦者，治宜鬓疽内补中益气汤。如内伤气血俱虚者，治宜八物汤加麦门冬、五味子。

八物汤

当归　川芎　白芷　熟黄　人参　白术　茯苓　甘草

如内伤七情，有寒热者，治宜八味逍遥散，煎服方见耳疮内。

如伤色欲，连头③及耳后肿者，治宜八物汤加黄芪、肉桂，或八味丸选用，慎毋误投风药克伐之剂。

八味丸

熟地黄　牡丹皮　石枣肉　白茯苓　淮山药　新泽泻　大附子　厚肉桂

疰腮外治单方，用赤豆为末，以鸡清调涂。

---

① 犀角升麻汤：本方缺犀角、升麻，剂量可参照《医学入门》。

② 加：原作"用"，据宏本改。

③ 头：致本作"颐"，可参。

猪颔风良方，用升麻、牡丹皮、黄芩、石膏、土生黄、归尾、防风、赤芍锉剂，水煎热服，屡效。

穿颔风，两腮生疖毒，日久透入口内，初起三个至八九个者不治。先用角药针熏，服地黄散、紫证散方俱见咽喉。

鱼腮风，两腮浮肿痛者，用角药，可针可熏。用地黄散、紫证散、金锁匙，只一边生者不同，治亦同方俱见咽喉。

面　疮

男妇小儿面上生无名风毒①，治宜用防风、荆芥、连翘、皂刺、僵蚕、红花、苦参、蝉蜕，水煎，食后服。但先一贴倍用升麻，外用韭菜地内蚯蚓屎，壁上土蜂窠共为末，香油调搽。

面上细疮，常出黄水，用桃花阴干为末，熟水调服。外用杏花煎汤洗之，或官粉煅、乳香等分，猪胆调搽。

面上生五色疮，宜用盐汤绵浸搭疮上，日五六易之。

满颊项发若豆梅，痒而多汁，延蔓两耳，内外湿烂，名走皮瘭②疮。先用桑寄生、桑根皮各一握，白芷、黄芩各少许，煎汤，以绵蘸洗，候恶血出尽拭干。次用皂荚、麻竹箨俱烧存性、黄柏、黄连、樟叶、白芷各等分为末，麻油调搽，忌醋。

人面卒得赤黑丹，如疥状，不急治，至遍身有即死。宜急用鹿角烧灰，猪油和涂上。

头面生孔出脓臭烂，名游面风。治用陈砂糖调酒服，每日三次。

谷嘴疮，用芙蓉花或叶炆水抹洗。

---

① 风毒：致本作"肿毒"，可参。
② 瘭：疑当作"疹"。疹（tān 贪），众多貌。下同。

面皮里痛，用何首乌末，姜汁调敷，以帛盖，炙热鞋底熨之。

面上皯鼃①，用白附子为末，临卧先以水洗面，后以白蜜调末，涂纸上贴之，渐次自落。

面上雀卵色，用羚羊胆②一枚，酒一碗，煮三沸，涂拭之，日行三度。

无故瓜破③面皮，速将生姜汁调轻粉末搽面上患处，立时无痕迹。

栗房风，面上浮肿发泡者，可用大头肿内开关散，次用咽喉内紫证散、地黄散。极烂者用药，如泡大者可针泡，如泡小者只用药洗，但针要自下针上，以使流出脓血。

搭颊风，两颊一边浮肿者名单搭颊，两边赤肿者名双搭颊。可针，服咽喉内地黄散、紫证散。但各要看牙眶肿不肿，如牙眶不肿不是搭颊，不针亦可，只服前药。

羊须疮，痒不可当，治宜灰面、松油、麻油煎过调搽，或羊油烧针，针亦妙。

洗面药

皂角三斤　升麻八两　楮实五两　绿豆　白及　白芷　花粉各一两　甘松　山奈　砂仁　白丁香各五钱

共为末，糯米饭捣丸，如弹子大，量用洗面，去垢润肌，治生点黯，又或生小疮或生痱痤、粉刺、皮肤燥痒。

玉容丸

铅粉三两　白及　白蔹各五钱　干胭脂一个

①　皯（gǎn 赶）鼃：颜面焦枯黧黑。凤本作"皮汗斑"，宏本作"皮瘀斑"，可参。

②　羚羊胆：致本作"羖羊胆"，《备急千金要方》用之治面疱，可参。

③　瓜破：诸本同，当作"刮破"。

共研为细末，鸡子白调丸，如肥皂大，日日洗，面容自嫩。

香肥皂

南京程凤梧传。

排草四两　广草二两　丁香一两　檀香一两　白芷四两
甘松一斤　苏合香一两　麝五分

每用香末二两，入肥皂末一斤，将饴糖十二两作丸，去垢
香体润肌，极妙。

咽喉附梅核气

喉咙一身之总，与胃相连，呼吸之所。胃隔之间，蕴积热
毒，至生风痰，壅滞不散，发为咽喉之疾。其症虽繁，同归于
火。盖火者，痰之本；痰者，火之标。故言火则痰在中矣，言
咽喉则牙舌亦包在中矣。但咽疮忌汗，最不误人者，惟砭针出
血，血出多愈，当知此症治不宜缓。若胸中气急，心胁如刀刺，
二便闭结，乃危症也。原有方歌云：大小二便俱闭结，紫证地
黄兼最切，痰多须用金锁匙，服后腹中除却热，非人勿授珍重
之，此是神仙真口诀。

双鹅风，咽喉间生两枚疖毒于两边。不可针，先用角药与
摩风膏①打和些子，用鹅毛挑入毒上，令病人闭口噙，良久，
满口痰吐出。如未破，用熏药三味散去金毛狗脊，加江子肉七
粒打碎去壳，如法熏之。如破后，服地黄散、紫证散及针合谷、
风池、少商、颊车穴。

角药

即雀粪，或生捣，灶蒸罨②。

---

① 摩风膏：原作"磨风膏"，据下文及文义改。
② 捣灶蒸罨：致本作"捣烂蜜掩"，当从。

摩风膏

川乌尖　灯心灰_{不拘多少}

为末，每用些角药，和匀①吹于喉内，取痰如神，若取出痰黄烂不牵丝者，不治。

熏药三味散

红内消_{一两}　芦都根_{二两}　金毛狗脊_{五钱}

为粗末，每用三钱及好醋同入小瓦瓶内，以厚纸包缚口，于火内煨极热，取一小窍对痛肿处熏。

地黄散

红内消_{去芦，二钱}　仙女乔_{根叶不拘}　赤芍　牡丹皮　黄连_{各五钱}　土生地黄汁_{倍下}

共为末，每二钱，茶热水调服。

紫证散

紫金皮_{去皮，二两}　荆芥_{五钱}　防风_{一两}　北辛_{二钱}　薄荷_{五分}②　宅舍_{各五钱}

共为末，每二钱，荆芥汤调服。

单鹅风，是咽喉间只生疖毒在一边，如莲子样。若未起尖者，只用熏药三味散，出痰后服铜锁匙、地黄散，针法同前。

铜锁匙，即偏竹根，或入药内同煎服，或用好酒醋炆竭，噙不可吞。

单双缠喉风，咽喉满塞不明白，四畔皆肿者，名双缠喉，一边肿者名单缠喉。俱用药吐痰，次用硼砂散及前地黄散。

---

① 和匀：原作"味匀"，据致本改。
② 五分：致本作"五钱"，可参。

硼砂散

脑子五厘　硼砂　牙硝各一钱　熊胆一分　麝二厘

为末，或吹或薄荷煎水咽下。

单松子风，喉头边生毒，形如松子，治法同前。

燕子风，舌根边浮肿上舌者，治法同前。

鱼鳞风，喉头生红黄疮，亦如松子样，日久但起白鳞，此症针①十无一愈。

斗底风，咽喉腌下生红黄疮，初痛过浆水者可治，不可熏，只用青白散吐痰，出痰后用前硼砂散。如病极过水浆不得，遍身疼痛、气急、胸前赤肿，如吐痰不得者不可治，暂用前熏药三味散，熏于肿痛处。

青白散

胆矾　白矾生研　青黛　冰片各一钱

总入猪胆内阴干，临时取用，但先以醋浸霜梅洗之，洗后以药搽上，含口中，痰涌出即吐。

咽喉疮风，喉生疮或满或红或白，宜用前地黄散兼金锁匙。如疮痛甚，用硼砂、牙硝各四分，神砂五分，青黛三分，黄连、薄荷各三分，片脑半分，为末，竹管吹入喉中有疮处。

金锁匙

川乌去皮，二钱　淮乌去皮，四钱　薄荷叶一钱

上为末，每食后淡茶调下一钱，能疏利痰，但服能麻人，切忌冷水，如麻只服生姜汁解。

重腭喉风，上腭浮肿生毒，不可针。先用前青白散吐痰，及用前地黄散、紫证散。或口有一处出脓者，久以入七孔，相

---

① 针：凤本无，疑衍。

穿之所腐烂不可治,针合谷、曲池、百会。

帝中风,帝中①红肿大②生毒作痛,不能饮食,先用角药,次用前地黄散。若帝中黑色,烂不可治,切不可针。又云,帝中肿者亦忌针,但宜蛇床子于瓶中烧烟,令病人吸入喉中立愈。如上腭帝珠忽长一寸,以箸头蘸盐点,数次即收。

落架风,因饮酒后或大笑或呵吸③,落下眶不能合架,此是气血不顺,所以筋不收,宜针颊车、下关。将手托上,内服防风、荆芥、羌活、细辛、归尾、白芷梢、僵蚕、甘草节。又方,先用车前草煎水,洗口复含,随以两手一按下,即拍上如神。

白蚁疮,生于咽喉及鼻孔,俱烂者是也。治宜枯矾一钱,白霜梅存性一个,雄黄、穿山甲炒成珠,取五分为末,将竹管吹入喉,神效。

脏寒喉闭,吞吐不利,用附子切片,蜜涂炙黄色,每令一片咽汁,未尽再换一片。

喉间生肉,层层相叠,渐渐肿起,不多日乃有窍子,臭气自出,遂退饮食,用臭橘叶煎水服。

返魂浆

龚应圆制。治喉风,不拘双单鹅风,诸症临危可救如神。

土牛膝红肿节者佳洗净捣烂,入浓糯米泔三茶匙,同取出汁来,再将茶子仁捣烂,入妇人乳二茶匙,同取出汁来调和。

右喉风吹入灌左鼻,左喉风吹入右鼻,双鹅风两鼻俱灌,

---

① 帝中:即悬雍垂。
② 大:致本作"尖",可参。
③ 呵吸:宏本作"呵欠",义胜。

三五次毕，竟①吐痰而愈，后切忌热毒物。或单用土牛膝与奶乳同汁灌鼻亦妙。

蓬莱雪

如虚兄传，治喉风如神。

硼砂一钱　雄黄　芒硝各二分　熊胆　儿茶各一分　枯矾一分半

共为末，火上焙干，再研再焙，方入片脑二分，吹入喉中。内用防风通圣散，加麝香一分，调入服之，以利为度方见方括歌内。

二虎丹

允皋兄传，治喉风神效。

川郁金一钱　巴豆肉一钱，一半生，一半用猪油煅成炭

俱为末，吹入即破。

吹喉散

体圆弟传，不拘乳鹅咽喉肿痛。

硼砂二钱　牙硝五分　冰片半分

吹入喉中痛即止。若张口不开，用牙皂、细辛、硼砂、青黛、僵蚕各一钱，玄参、山豆根各五分，共为末，男左女右，吹入鼻中即开。

银锁匙

善治病喉风，心烦口烧作渴。

天花粉　薄荷叶各二两

为末，每食后井花水调服二钱。热甚，西瓜汁调服。

铁锁匙

治牙关紧及开口不得，平常不可用。

---

① 竟：宏本作"见"，义胜。

皂角一个，去核，每内入巴豆一粒，黄泥固济，烧灰存性为末，入麝香少许，每用薄荷淡茶调下。

平常喉痛良方

忆堂兄传。

桔梗二钱 甘草一钱 玄参 贝母各二钱 牛蒡子炒 知母各一钱 薄荷叶七分

水煎，从容咽下。

清咽丸

父传。治常惯喉痛如神。

薄荷叶 牙桔梗 柿霜 甘草各四两 硼砂 儿茶各三钱 冰片二分

共为末，炼蜜为丸，弹子大，不拘时噙化。

梅核气，此疾因积热生痰后痰结如核，在喉中吞之则下，不吞则在喉，但可以进水，不可以进饮食。庸医不知，多误作翻胃症治，祖传先用逐痰丸，次用药磨汤，后舌恬散①。

逐痰丸

陈皮去白 半夏热水泡七次 南星热水泡七次 香附子去毛，各一两

用白矾一两热水消化，煮前四味，后用牙皂一两煎水，打米糊为丸，每半空心，姜汤不拘多少送下。

药磨汤

川厚朴 白茯苓 大半夏 紫苏叶各四钱 姜七片 枣二枚

水一盏，煎至六分，将热药水倾少许，入粗碗内磨，后五味、射干一块、槟榔一个、乌药一块、沉香一块、枳壳半个依

---

① 舌恬散：原作"活恬散"，据致本改。

次入药碗内，用力各顺磨五十下，仍入前药和匀。食远服之，重者六七剂而愈，愈后二十余日再服舌舔散。

舌舔散

真玄明粉一钱二分　贝母二钱，先用糯米洗湿，入贝母同炒干，去米不用　陈皮去白，五钱，用海粉二钱五分，化水煮干为度　海粉仍用二钱五分

共研末，每饭后以舌舔①少许咽下，少睡片时取效。

瘰疬

夫瘰疬之症，生颈前项侧，结核如大豆如银杏，或在耳后，连及颐颔②，下至缺盆，皆为瘰疬。若生胸胁腋下，坚硬如石，形如马刀虫，曰马刀疮，乃多气少血之病，总皆手足少阳所主。其风疬则尖而小，热疬、血疬则燋肿赤色，痰疬则推动滑软，气疬则圆而动，鼠残疬则大小不一。治者当先辨审，可内消者即内消之，不可内消即用外治。稍不详经络血气多少，脉证受病之异，内卒用牵牛、斑蝥及流气饮、十宣、五香之类，外妄施针灸锭子，则血气必伤，而实实虚虚之祸，若指诸掌。且当知此症成溃漏，而不清金降火、滋肾健脾，病人又不清心淡口，则潮汗咳泻恶症蜂起，其可生乎？但视其目内赤脉贯瞳仁，有几条则知其几年死，面色光白，金克木，脉洪大，为元气虚败，俱为不治。故曰实者可治，虚者可虑。

吴继泉传云，治此疾未针灸者，先发表。春秋冬用香苏散，夏用二香散，次服山龙丸、内消百疬汤、玉烛散，外用三仙丹、太乙膏，视疾施用。

---

① 舌舔（tiǎn 舔）：此指用舌头舔取药末。
② 颔：致本作"颔"，可参。

山龙丸

蚺蛇根①二两　百枯草一两　牙皂一两　人参　川芎　归尾　菊花根　天麻　白附子各一两　甘草三钱

大米饭为丸，竹根汤下。

内消百疬汤

半夏　天麻　川芎　金银花　归尾　白芷　皂刺　甘草节　防风　陈皮　天花粉　人参　白术　贝母　乳香　没药各二两　赤芍四两

大米饭为丸，酒下。

玉烛散

当归　川芎　赤芍　生黄　大黄　朴硝　黄芩　甘草

为末，每三钱，姜汤调下。

三仙丹

白矾　黄丹　雄黄各等分

上为末，刺核出血搽之，以太平膏贴之。

太平膏

片脑一钱　轻粉　乳香　没药各二钱　麝五分

为细末，用香油十两，葱七根，入锅内熬，葱色已黄去葱，入黄丹五两，用柳枝搅，不住手，煎成膏，方入前末药。

龚如虚秘授治瘰疬痰核流注神方，未破者，单用消疬散，酒调服；已破者，用加味五海饮数贴，酒煎，调消疬散同服。

消疬散

牛胶一斤，米糠炒成珠　穿山甲一斤，壁土炒成珠　大黄好酒九蒸

---

① 蚺蛇根：致本作"蟒蛇根"。

九晒，取末，四两

共为细末，每用酒调二三钱服。

加味五海饮

海藻　海粉　海布　海石　海带　和风柳　防风肉　明贝母　沉香生研

用酒煎，每贴入消疬散二三茶匙同服。

杨渊然传治瘰疬疮，外用巴豆十四个，雄黄一钱四分，将鲤鱼一个剜去肠屎，以前药入于鱼内，黄泥固济，火煨令干，切为末，香油调搽。内用黄芪、南星、荆芥、白苓、白芷、川芎、归尾、甘草煎服，次用木鳖、当归、大黄、知母、贝母、穿山甲、甘草煎服，后用乳香、没药各三分，地龙火煅过，研四分，血竭、螵蛸各一分，共为末揽，生肌收口。

允皋传治鼠疬妙方，先用全蝎、贝母、大黄、南星、半夏、黑丑、金银花、木鳖子、牙皂角、僵蚕、地蜈蚣四条，新瓦炒黄，同煎六贴服。后用黑豆四十九个，鹭丝藤六两，夏枯草三两，南蛇根二两，共炆酒二瓶，上用火纸七重包，上面放糯米几粒，后用箬叶包扎，大碗盖倒，要糯米成饭方好，停一朝，每日食后三服。

瘰疬流胸胁烂者，治宜青皮、陈皮、桔梗、贝母、白芷、皂角一两，连翘五钱，乳香、没药、黑牵牛各一两半生半熟，共为末，用新薄荷汁熬成膏，入前末为丸，梧子大，每以连翘煎汤送下五十丸。

瘰疬痛不可忍，用黄连、黄柏、郁金、片脑、朱砂、乳香、没药、白芷等分，共为细末，以泉调作锭子，阴干插入孔中，痛即止。

瘰疬阴消酒

南京传。

土茯苓一两，牛蒡郎八钱，地茄根七钱，皂刺五钱，鸟不立根八钱，和风柳根一两，炊头酒三瓶，并鸡蛋一个，每每先服十黄汤。

林申梧传治瘰疬神方，生屋角蛇一条即壁虎，黄泥做匣盛住，以白矾末五钱放上，仍做泥匣盖倒，如棺材样封固。用火烧煅，取出壁虎不用，每晚好酒只送下矾末半分。

瘰疬仙方

体圆弟传，不拘已破未破俱效。

当归　防风　羌活　独活　贝母　金银花　皂角刺炒　广胶　柴胡　海石各一钱　白及　白蔹各五分　南星八分　夏枯草二钱　蜘蛛一个，另用打死，临吃药时，将蜘蛛放在药内吃，莫令病者见之

连服二十贴即愈。

少阳部分项侧有核，坚而不溃名马刀者，治宜柴胡、连翘、归尾、甘草、黄芩、鼠粘、三棱、桔梗、黄连、红花少许。

云林传散肿溃坚汤，治马刀疮结硬如石，或在耳下至缺盆中，或至肩下或于胁下，皆手足少阳经中；及瘰疬遍于颏或至颊车，坚而不溃，在足阳明经所出，或二疮已破，乃流脓水并治；及生瘿瘤大如升，久不溃者。

散肿溃坚汤

升麻六分　葛根二钱　白芍二钱　归尾五分　连翘三钱　黄连二钱　黄芩梢酒洗，一钱半　黄柏酒炒，五钱　知母酒浸，五钱　桔梗五钱　龙胆草酒洗，四钱　昆布洗，五钱　三棱酒炒，三钱　莪术酒炒，三钱　海藻炒，五钱　甘草炙，五钱　天花粉酒浸，五钱

上锉，每一两用水二盏（先浸半日），煎至一盏，去渣热

服，于卧处伸足在高处，头微低，每噙一口，作十次咽，至服毕，依常安卧，取药在胸中停蓄也。另攒半料作细末，炼蜜为丸，如绿豆大，每服百丸或一百五十丸，此药汤留一口送下。

天花散

治瘰疬溃烂疼痛。

天花粉一钱半　穿山甲炒黄色，一钱一分　赤芍一钱七分　白芷一钱　乳香二分　没药五分　贝母七分　归尾一钱　金银花三钱

共锉剂，好酒一盅半煎服。

代灸散

治瘰疬溃烂臭不可闻，久不能愈。

官粉一钱　雄黄一钱　银朱五分　麝香二分

上为细末，用槐皮一片，将针密密刺孔，置疮上，上掺药一撮，以炭火灸热，其药气自然透入疮中，痛热为止，甚者换三次，轻者二次痊愈。

女人病瘰疬，经闭①有潮或咳者死，经闭无潮及经调者可治。古方用前玉烛散和血通经，服之自消，一日二服，七八日见效。便不闭②者，用升麻调经汤；久闭者，用前加味逍遥散或桑椹膏丸。

桑椹膏丸

陈皮　半夏　茯苓　当归　川芎　白芍　熟黄　牡蛎　柴胡　黄芩　玄参　神曲

为末，以桑椹膏捣丸，绿豆大，每五十温酒下。

---

① 经闭：原作"经问"，据致本改。
② 便不闭：致本作"经不闭"，当从。

升麻调经汤

干葛　龙胆草　黄芩　黄柏　黄连　桔梗　连翘　三棱
莪术　当归　白芍　甘草

或加柴胡。

瘰疬风，满颈红肿生核者，用角药无时敷之，宜用①大头
肿内开关散及咽喉内紫证散、地黄散。

痰　核

痰核之症，颈项生核，里连筋骨，外及皮肤，不红②不痛
不作脓，推之则动，或次第及于四肢，乃痰聚不散也，不可误
用瘰疬药治。

祖传痰、气二核，瘰疬初起，内服二陈消核汤数剂，服此
不消，再服十六味流气饮去槟榔，外用拔毒散，口涎调搽，以膏
药贴。如去毒用前化毒散撒，三日后用生肌散，生肌结口，再
内有余毒，可用前药插入。

二陈消核汤

陈皮　半夏　茯苓　防风　白芷　贝母　夏枯草　山慈菇
天麻　连翘　海藻　枳实　桔梗　黄芩　前胡

十六味流气饮

当归　黄芪　桔梗　防风　木香　枳壳　白芍③　人参
川芎　肉桂　白芷　厚朴　苏叶　乌药　甘草　槟榔

拔毒散④

巴豆肉一钱三分　人言一钱二分　飞矾九分　雄黄三分　蜗牛

---

①　宜用：原作"小"，据致本改。

②　不红：原作"而红"，据致本改。

③　白芍：原作"白芷"，据致本改。

④　拔毒散：致本此方尚有"生白矾九分"，可参。

十个

共为末，将口涎调搽核上，以万应膏贴处，三日一换，过九日将玉露膏贴，一日一换。

江氏痰核内消方

侧柏子_{带壳，一斤，干炒} 连翘_{去心，五钱，略炒} 雄黄五钱 皂角五钱 山慈菇一两 天门冬一两半 凌霄花五钱，生 和风柳四两，晒干 贝母一两

痛加乳香、没药各五钱，如核①不痛不动，加麝香五分。以上俱略炒过，共为粗末，每酒一坛，用药末四两，以布袋包住，炆熟去渣留酒，每日不拘时服。但愈后断根，要在两手风尾穴②艾灸三五丸。

单方，用紫背天葵草研酒，饭后服。

如虚秘传核瘰神方，宜以穿山甲一两_{土炒}，金银花七钱，白芷梢、僵蚕、蝉蜕、大黄、归尾、连翘_{去心各三钱}，蜈蚣一条。俱酒炒为末，入鸭蛋内，重者十四个，轻者六七个，将蛋去白一半，入末搅匀，蒸熟酒下。每日只服一个，服完蛋后灸肺俞穴，灸后服丸药。

丸药

穿山甲 皂刺 漏芦 防风 滑石 赤小豆 夏枯草

各等分，共为末，酒打米粉为丸，每酒下三十丸③。

核瘀④搽药，用鹅蛋壳内散皮⑤烧灰，将鸡糊糖调搽，

---

① 核：原作"毒"，据宏本改。
② 风尾穴：宏本作"曲池穴"，可参。
③ 三十丸：原无，据宏本补，致本作"二十"。
④ 核瘀：致本、凤本、宏本作"痰瘀"，可参。
⑤ 散皮：致本作"嫩皮"，当从。

最妙。

软核①，用人参、归尾、熟黄、胆草、黄芪、大黄、黄连、黄柏、知母、黄芩、桔梗、海布、柴胡、三棱、天花粉、莪术、连翘、干葛各二钱，为末，酒调服。

应圆制治项下或手足起核神方，用桔梗、枳壳、青皮、赤芍、连翘、半夏、陈皮、赤苓、防风、归尾、天花粉、前胡、独活、玄参，十服即散。或蜡矾丸亦效。

颈下核物疼痛，用鸟不伏一味，头生酒同煎，食远去渣服，醉随眠床上，患左则侧左，右如之。把手捻核上，睡醒方起。

瘿 瘤

夫瘿瘤皆因血气凝滞，结而成之。瘿则喜怒所生，多着于肩项，皮宽不急，捶捶而垂是也；瘤则随留住，初作如梅李之状，皮嫩而光，渐如杯卵是也。

瘿有五种：其肉色不变者，谓之肉瘿；其筋脉现露②者，谓之筋瘿；若赤脉交络者，名曰血瘿；若随忧恼而消长者，名曰气瘿；若坚硬而不可移者，名曰石瘿。瘤亦有六种：一曰骨瘤，二曰脂瘤，三曰肉瘤，四曰脓瘤，五曰血瘤，六曰石瘤。瘿瘤二者虽无痒痛，最不可决，破恐脓血崩溃渗漏无已，必致杀人，其间肉瘤不可攻疗。若夫脂瘤、气瘤之类，则当用海藻、昆布软坚之药治之，如东垣散肿溃坚汤亦可，多服庶得消散矣。

瘿瘤或软或硬，无痒无痛，并体实者，宜海藻散坚丸，化

---

① 软核：宏本、凤本作"痰核方"，可参。
② 筋脉现露：宏本作"筋青浮露"，可参。

痰行气破血也，久虚者不可妄服。

海藻散坚丸

昆布　龙胆　蛤粉　通草　贝母　枯矾　真松　萝茶各三钱
麦曲四钱　半夏二钱

共为末，炼蜜丸，绿豆大，每三十，临卧白汤下，并含化咽之，忌甘草、鱼、鸡、猪肉、五辛、生冷。

如怒动肝火，血燥筋挛，曰筋瘤。用当归、川芎、白芍、地黄、人参、白术、茯苓、山栀、木瓜炒黑、龙胆草煎服。

如劳役火动，阴火沸腾，外邪搏而为肿，曰血瘤。治宜当归、川芎、芍药、地黄、茯苓、远志煎服。

如郁结伤脾，肌肉消薄，外邪搏而为肿，曰肉瘤。治宜归脾汤。

归脾汤

人参　甘草　白术　黄芪　归身　茯神　酸枣　木香　远志　龙眼

如劳动元气，腠理不密，外邪搏而为肿，曰气瘤。治宜补中益气汤方见鬓疽内。

如劳伤肾水，不能荣骨而为肿，曰骨瘤。亦宜补中益气汤加补肾药。

通用，初起者用痰核内十六味流气饮，或单蜘蛛擂酒服。稍久者用方括歌内蜡矾丸，常服自然缩小消磨。外用南星膏敷之，切不可用针刀，决破必致伤命。但有一种脂瘤，红粉色，全是痰结，用利刀破去脂粉则愈。或自加茄垂下根①，其小者用药点其蒂，俟茄落，即用生肌敛口药，以防其出血。

---

① 自加茄垂下根：致本、凤本作"有茄垂下根"，疑有脱文。

南星膏

生大南星一枚（细研稠黏），滴好醋三七点为膏。如无生者，以干者为末，醋调作膏，先将小针刺瘤上，令气透。贴之痒则频贴。

瘰瘤单方，用山羊角（米泔浸）、当归，均合为丸，频服神效。

如虚传治瘰气大项，初用三海汤，次用消瘿丸，多服神效。

三海汤

海藻　海带　海布　金樱子　川楝子　木通　通草

水煎，木香另研，斗服数剂。

消瘿丸

海藻　海带　海布各一两，俱用温水洗过　海蛤　螵蛸俱火炙
沉香各三钱　南木香五钱　连翘　角茴各一两　川木通　半夏泡七
次　枳壳各七钱

如冷者，加干姜。上诸药俱晒为末，炼蜜为丸，梧子大，每用姜汤下五七十。

颈　毒

男妇小儿头上或颊①下生无名风毒，治宜羌活、防风、官桂、川山蜈蚣、红内消、杭白芍、川厚朴、白芷梢、黄芪、归身、川芎、粉草、桔梗、升麻、贝母各等分，生姜煎服二剂。不消，去升麻，加天麻、山菇。

如颈上生毒，大而根白，乃血少气衰，治宜防风、白芷、当归、川芎、茯苓、黄芪、肉桂、厚朴、羌活、细辛、白芍、

---

① 颊（jiá 颊）：面颊。

小参、贝母、甘草、山菇、红内消、川山蜈蚣，姜枣煎服，神效。

颈上生疮，作痒出水，乃肺经有热毒，治宜青藤、海藻、连翘、贝母、僵蚕、蒺藜、甘草，白水煎半，空心服四五贴。再用大黄、黄柏、黄芩、黄连、连翘、蒺藜、蕲艾、苦参，共合四贴，外用乌柏根半斗，左缠藤一把，同炒熟，倾入盆内，方下皮硝三两，泡化，久洗神效。

杨核毒方，用莲壳烧灰酒吞。初服三分，后服五分。

掩颈风，颈项浮肿，治宜用角药用针，先服紫证散，后服地黄散上方俱见咽喉。

卷之三

胸　腹　部

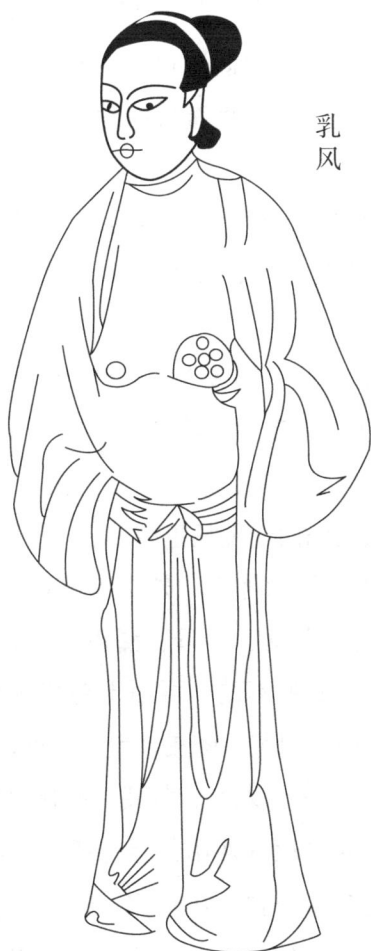

乳风

乳 风

乳风之症①，有孕曰内吹，养子者曰外吹，乃妇人饮食厚味、忿怒忧郁，以致胃火上蒸乳房，汁化为浊脓。肝经气滞，乳头窍塞不通，致令结核不散，痛不可忍。

大凡乳上才觉硬肿作痛，宜以葱早熨之。其法用个阔口瓶，以炭火入瓶内，上以热灰填满瓶口，用葱叶及葱白捶损，令遍覆瓶口，用手帕裹瓶倒执，将瓶口向肿处任意轻轻熨之。切莫乱施针刀，以伤其房缝。或初起隔蒜艾灸犹可。

祖传内吹初起单方，鹿角磨酒多服。外吹初起单方，用百齿霜即头垢为丸，雄黄为衣，服七丸出汗就愈，不出汗再服七丸，神效。

龚如虚秘传治乳风，用漏芦、穿山甲、金银花、白芷梢、连翘、贝母、生□、赤芍、甘草节各等分，白水煎数沸，方入大黄，煎一二沸，取起顿服，被盖出汗。次日脓血尽从大便出，神效。不愈，再服脑痈内千金托里散。

龚应圆制治乳风乳痈神方，外用铁箍散敷，内即服防风、连翘、僵蚕、陈皮、青皮、贝母、漏芦、乌药、薄荷、银花、羌活、甘草，姜煎。如肿不消，再用土乌药炆水洗三次。果势甚，即服防风、当归、白芷、陈皮、青皮、贝母姜制、漏芦、穿山甲炒成珠、乳香、没药、人参、黄芪、肉桂，惟内吹者不可用桂，恐桂动胎也。如溃烂，外用化毒丹攧，后用白朱砂散或生肌散攧之。如有孔久不合口，用青黛、陈皮灰各等分，将纸条拌麻油，蘸药末透入。如体薄久不出脓，必用针刀，仍化毒生

---

① 症：原作"疽"，据致本及文义改。

肌而治。

核久内胀作痛，外肿坚硬，手不可近，谓之乳痈。未溃者，宜服瓜蒌汤；将溃，两乳间出黑头，疮项下作黑眼者，宜服内托升麻汤；已溃者，宜服方括歌内十宣散，及鬓疽内补中益气汤之类。

瓜蒌汤

瓜蒌一个 当归 甘草各五钱 乳香 没药各一钱

半水半酒煎服。

内托升麻汤

升麻 葛根 连翘 黄芪 当归 鼠粘子 肉桂 黄柏
甘草

水煎，入酒，斗服。

又有郁怒伤肝脾，结核如鳖，棋子大，不痛不痒，五七年后，外肿紫黑，内渐溃烂，名曰乳癌①，滴尽气血方死，急用痰核内十六味流气饮及单青皮汤兼服。如虚者，只用清肝②解郁汤，更加清心净养，庶可苟延岁月，以后必于乳下溃一穴出脓。

清肝解郁汤

当归 川芎 白芍 熟黄 柴胡 白术 人参 陈皮 炒
栀 茯苓 牡丹皮 贝母

水煎服。

妇人乳头裂，治宜秋后茄花阴干，清油调敷，或秋后茄子裂开者阴干，烧存性为末，水调敷。

乳劳痈烂见心者，用猫儿腹下毛，干锅内煅存性，为末干

---

① 乳癌：原作"乳疯"，据宏本、凤本改。
② 清肝：原作"溃肝"，据致本及下文改。

掺，或入轻粉少许，清油调搽。

乳中瘰疬起痛，用川黄连、大黄各二两，水煎服。

乳癣，先以粉草磨水搽，后以油酱搽，效。

病乳痈后，乳如石硬不散，用陈皮一斤去白，盐水蒸过、大半夏半斤生姜汁浸过共为丸，青黛为衣。每将凌霄花炆水送下三四十丸，或酒吞亦可。

乳中番花石榴发，此症治者少，不治者多。亦宜生肌之药，内吃外敷，而不生肌必死。

男子乳疾，治与妇人微异。盖怒火房欲过度，以致肝虚血燥，肾虚精怯，不得上行，痰瘀凝滞，亦能结核。大概男子两乳肿者，用痰核内十六味流气饮；左乳者，足三阴虚，郁怒所致，用疰腮内八物汤加山栀、牡丹皮，或前清肝解郁汤，火盛风热者，更加炒黑草龙胆五分。

如饮食少进作呕，胸胁作痛，日晡头疼，溺涩者，宜大头肿内六君子汤加芎、归、柴胡、山栀。

如溃烂作痛者，宜用疰腮内八物汤，加黄芪、肉桂，肾虚再加故纸、小茴。

如因劳怒则痛，并发寒热者，宜用鬓疽内补中益气汤，加炒黑山栀子，不可轻用清热败毒之剂。

每穴内隐隐痛，痛为疽，肉上微起者为痈。假如中府隐痛者，肺痈也。余各穴仿此。宜流气饮或托里散，加当归、山栀、黄芩、杏仁。

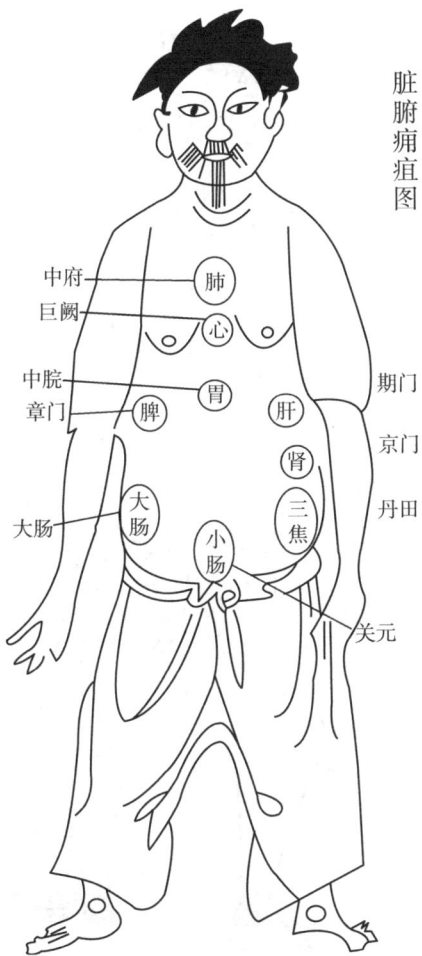

脏腑痈疽图

中府——肺
巨阙——心
　　　　胃
中脘——脾
章门——
　　　　肝
　　　　肾
　　　　三焦
大肠——大肠
　　　　小肠

期门
京门
丹田

关元

井疽

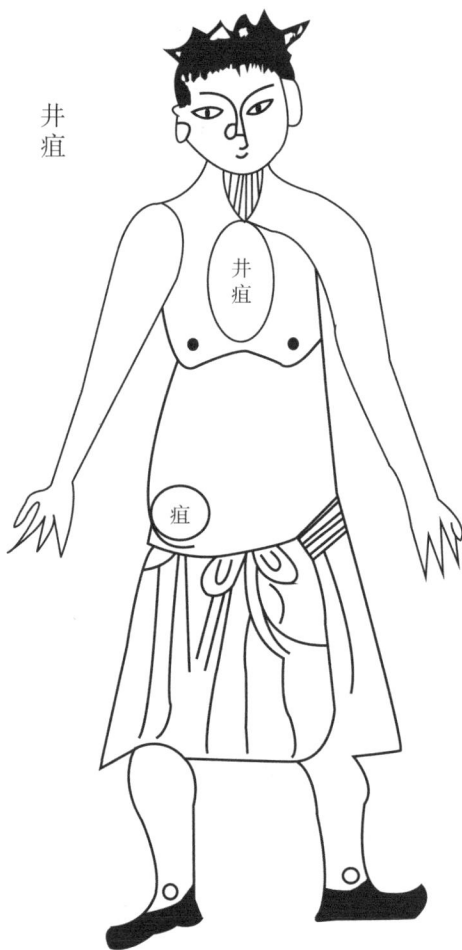

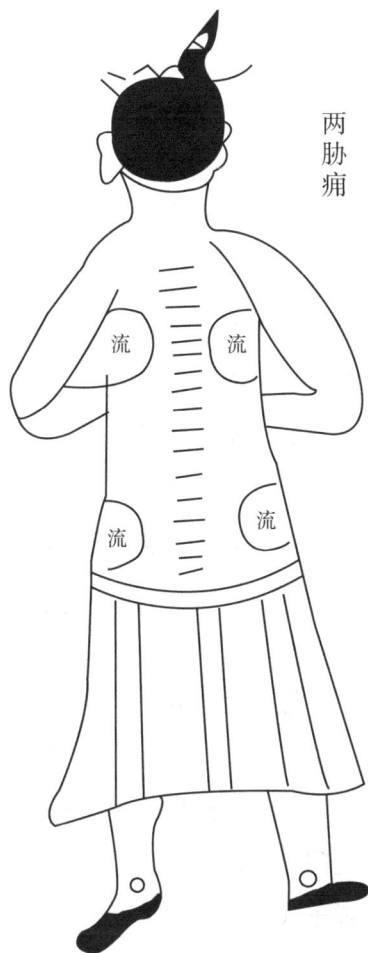

两胁痛

流　流

流　流

肺痿肺痈

　　是症经年久咳，热极叶焦而为痿，犹草木亢甚，则枝叶痿落①也。火燥甚，则腐胀为脓血成痈，病因汗吐下后亡津，或

---

　　① 痿落：诸本同，当作"萎落"。

肾虚火炎，或厚味熏蒸而成，其候恶风咳嗽，鼻塞流涕，项强不能转侧，皮肤不润泽，胸胁胀满，呼吸不利，吐痰血腥秽。若要辨真假，将黄豆根研水服，服得者真，服不得者不是肺痈也。

肺痿，脉数而实，咳多寒热自汗，治宜知母茯苓汤去门冬。

知母茯苓汤

知母　茯苓　黄芩　五味　半夏　柴胡　白术　人参　桔梗　薄荷　川芎　阿胶　甘草　款冬花

如咯血将成痈者，紫菀散金银花①。

紫菀散

紫菀　知母　贝母　人参　茯苓　桔梗　五味　阿胶　甘草

生姜煎。

火盛者，人参平肺散为丸含化。

人参平肺散

桑皮倍下　人参　知母　地骨皮　五味子　青皮　陈皮　半夏　茯苓　黄芩　麦门冬各等分

为末，蜜丸如弹子大。

喘急面浮，鼻塞胸胀及喘不眠者，宜用葶苈三两为末，大枣三十，以水三升，煮枣取二升，再去枣煎至七合，频频服尽，三日一剂。或单以葶苈隔纸炒为末，水煎服。是知肺痿②有寒有热，而以清金降火豁痰为主也。

祖传，肺痈之症，始则易治，脓成难愈。脉微紧而数，未

---

① 金银花：诸本同，《医学入门》不载，或衍，或前脱"加"字。

② 肺痿：宏本作"肺痈"，当从。

成脓也；脉紧而数，已成脓也。男子以气为主，十救一二；女子以血为主，十全六七。大凡初起口燥咽干，胸胁隐痛，咳唾脓血，气息腥臭，治宜桔梗炒三两，甘草炙一两，门冬去心一两，煎服。或加味败毒散调之。

加味败毒散

薄荷　瓜蒌　白芷　乌梅　生黄　黄芩　归尾　半夏　桑白皮　茅根　灯心

如有脓腥气上冲，呕而嗽及吐脓者，俱宜消脓饮，或用生地黄、熟地黄、天门冬、生姜，蜜水甑①上蒸熟，细细频服。若收口，以槿木皮、白蔹煎服。

消脓饮

贝母　知母　生姜　阿胶　桑皮　防风　桔梗　薄荷　苏子　白蔹　南星　半夏　川芎　甘草　射干　杏仁　白芷　乌梅　天门冬

姜煎。

如咽痛者，甘桔汤。便秘者，前太乙膏②为丸，白汤下。

又有胸胁间开一窍，口中所咳脓血与窍相应而出者，宜大补气血，血多者梅豆汤；冷热不调者，前云母膏为丸，甘桔汤下。

梅豆汤

黑豆　乌梅　薏苡仁

水煎，复以阿胶、蒲黄入内，再煎数沸服之。

如肾水不足，虚火上炎，咳吐脓血，喘而短气，发热作渴，

---

① 甑（zèng 赠）：古代炊具，用于蒸食物。
② 太乙膏：原作"太一膏"，据致本及文义改。

小便不调，治宜参芪补肺汤。如脾虚少食，加升麻、桔梗，去山茱萸、山药、熟地黄、丹皮①。

参芪补肺汤

人参 黄芪 白术 茯苓 陈皮 当归 山药 五味 麦冬 甘草<small>各五钱</small> 熟地黄<small>一钱五分</small> 牡丹皮<small>一钱</small>

姜煎。

大概面赤当补脾肾，面白当补肺。盖补脾以生肺金，补肺以生肾水也。如阴火发热面赤，咳吐脓血，痰如糯米粥，脉浮大者，火克金也，不治。如脉浮短涩可治，以其有本脉也。

心 痈

心痈之症，生两乳中间，状如豆大，三四日起，不早治入于腹，十日死。又云外发可治，内发伤膜难治。如病此症，小便涩者，宜黄芩、黄连、甘草、桔梗、白芷、天花粉、瞿麦、木通，或清心散；如大便秘者，用前方括歌内固清心散，或黄芩、黄连、甘草、桔梗、白芷、生地、天花粉、大黄。

清心散

远志 赤苓 赤芍 生地 麦冬 知母 甘草 生姜 枣子

同煎服。

如生于胸②乳上些，有几孔者，亦名蜂窠痈发。乃心火热盛，治宜急以疏道③心火之药，稍迟则热极难治。

如心头有孔，常出气水，谓之心漏。治宜鹿茸<small>去毛，炙</small>、附

---

① 如脾虚……丹皮：出自《医学入门》，原方名"神术补脾汤"。
② 胸：致本作"肿"，可参。
③ 疏道：当作"疏导"。

子泡去皮、盐花共为末，枣肉二两，为尖丸，空心酒下。

予治一人病井疽已溃，内服托里清心之剂，外用敷洗熏割，生肌敛口。如法治之，一月痊愈。

胁 痈

胁痈之症，盖由胁肝心火盛，虚中有热，决不敢投阳药，倘误投热剂，则虚热愈盛，易伤骨膜，慎之。初起宜乳风内瓜蒌汤，或鬓疽内柴胡清肝汤治之，唯溃后方敢清热托里，兼滋肾水。

胃 痈

胃痈之症，多因饮食七情火郁，复被外感寒气所隔，使热浊之气填塞胃脘，胃中清气下陷，故胃脉沉细。惟寒气所隔，故人迎紧盛，有此二脉者，胃痈真也。

外症寒热如疟，胃浊则肺金失养，故身皮错纵，或咳或呕，或唾脓血，俱宜大射干汤主之。

大射干汤

射干　赤苓　赤芍　白术　栀子　升麻

水煎，入蜜、生地黄汁斗服。

如痰壅者，甘桔汤。如大便不利者，前太乙膏为丸服。如小便不利者及胀满不食，宜三仁汤。

三仁汤

冬瓜仁　薏苡仁　桃仁　牡丹皮

白水煎。

如脓出食少者，宜补中益气汤，升提胃气。或佐以前药调之，不可专治其疮。

肠　痈

肠痈之症，湿热郁积成痈，小腹疼痛，小便涩似淋，大便涩难也。若腹胀大转侧，闻有水声，或绕脐生疮出脓，大便屡下脓血者不治。此症脉迟紧者，未有脓也，用大黄汤下之，或用麝香、乳香、丁香、沉香、木香、连翘、大黄、通草、独活、扁竹、甘草下之亦可。若不敢下者，则以败毒散加秦艽、连翘。

大黄汤

大黄　芒硝　牡丹皮①　瓜蒌　桃仁

若脉芤涩者，宜用当归、川芎、白芍、玄胡索、地黄、桃仁、红花、木香。

如脉洪数者，已有脓也，宜前胃痈内三仁汤，或乳风内瓜蒌汤亦妙。

如脉数，外无潮热，内无积聚，身皮甲错，腹急如肿，按之却软，乃内虚阴冷，凝痰成痈，宜牡丹散或十宣散之类。

牡丹散

人参　黄芪　天麻　白苓　白芷　川芎　当归　薏苡仁桃仁各一钱　官桂　甘草各五分　木香三分

水煎服。

如小腹疼痛，小便不利，此脓壅滞也。亦宜牡丹散治之。

如冷热相并，或痛甚，或大便从小便出者，俱宜前云母膏为丸，牛胶煎酒，下利去瘀脓则愈。

如下脓过多者，宜肺痈内梅豆汤，加甘草、桔梗，和之蜡矾丸妙。

---

① 牡丹皮：原作"牡丹花"，据宏本改。

如虚兄传治肠痈小腹痛，二便涩难者，用当归一两，甜瓜子一合，蛇蜕一条，水煎服四五贴。如肠中痛不可忍者，用败酱、甜瓜子、赤芍、桃仁、芒硝、大黄，水煎服五六贴。如肠痈成脓者，用牛黄一钱，血竭五分，大黄、牙硝、牵牛、牛蒡子、故纸共为末，温酒调服，以利为度。若脓止后，用鬓疽内补中益气汤，或痄腮内八物汤，以固本元。愈后却宜静养，稍动作燥暴及被惊恐，必肠断而死。又云：痈生小肠分尤可治，痈生大肠分近肛门者难治，肛门破者即死。

腹 痈

腹痈之症，生于肚腹皮里膜外，左关脉洪数而腹痛甚者，真也。乃膏粱七情火郁，以致脾虚气滞而成。小儿多因惊积亏损而成，食积疝气相类，不可误治。

此症漫肿①坚硬，肉色不变，未有脓也，宜人参、白术、茯苓、川芎、当归、白芷、枳壳、甘草，或前方括歌内托里散。

如焮肿痛甚者，邪气实也，先用脑疽内活命饮，隔蒜灸以杀其毒，后用托里散以补其气。

如肿起而软，色不赤者，脓成也，宜方括歌内托里消毒散。若脓成而不外溃者，气血虚也，卧针刺之。

又云：此症不问初起已溃未溃，但宜壮胃元气，而佐以行经活血。若误用克伐及利下凉药，则肿不能溃，溃不能敛，决难治之。若曾经误下，及服降火破气消瘀之药，大剂参芪姜附，或痄腮内八物汤加芪桂急救之。

---

① 漫肿：原作"慢肿"，据文义改，下同。

脐痛

一人脐肿红痛，久服流气饮，针开口脓出，四五个月不止，后用蒜盛艾灸，内服五香连翘汤痊愈。

五香连翘汤

丁香　南木香　沉香　乳香　当归　贝母　连翘　人参各一钱　羌活五分　麝香半分

如脐上生疮，出水不干，用枯矾、白龙骨煅过为末，掭上如神。

小儿脐疮，以红绵烧灰、黄牛粪烧灰、干胭脂各等分，湿则掭上，干则香油调搽。

小儿水脐①不干，用凤凰衣烧灰存性，掭之。

肚角痈②，用脑疽内千金托里散，神效。

背 腰 部

胛 肚 发

此名胛肚发，生在肩下脊上胛肚之间，乃因饮食感毒，或广一尺深一寸，虽溃在骨，不穿膜不死。急治脾胃③中之毒，内服方括歌内护心散，外用敷药。恐毒奔心，大要服药截住，如通脊背肿者不可治。

---

① 水脐：致本作"脐水"，可参。
② 肚角痈：致本作"壮角痈"，可参。
③ 脾胃：《秘传外科秘方》作"脾肚"，《医学入门》作"胛肚"，可参。

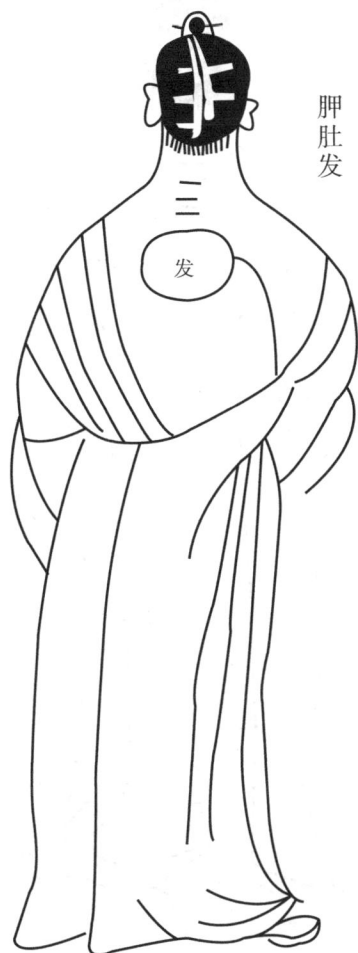

胂肚发

三

发

右胛莲蓬发

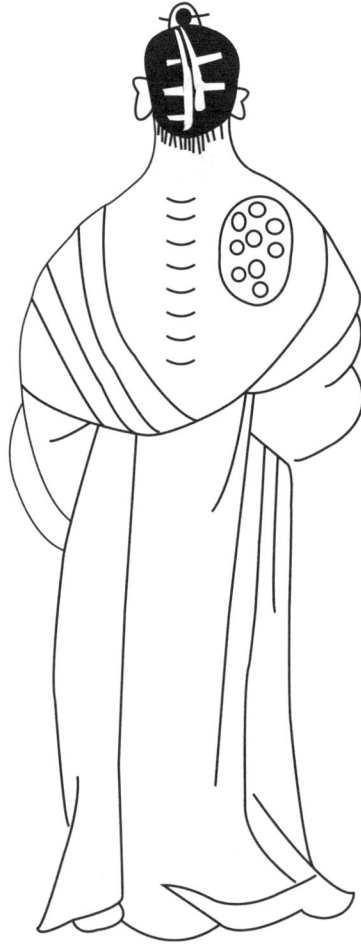

此名右胛莲蓬发，外如莲蓬，内有子孔，失治恐其毒奔入心。大要用方括内托里散，加黄芩、连、柏、荷盖散之，不令攻心，渐消可治，通背肿者亦危。

左膊发

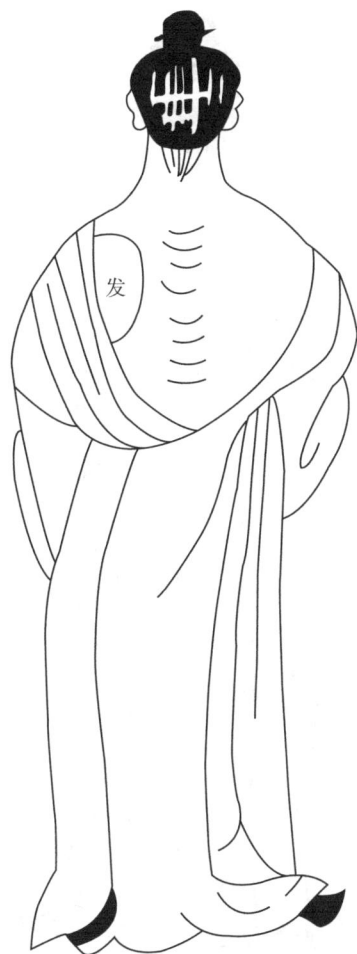

发

　　此名左膊发，生于左膊之间，初起灯心点①，内服后疗疮
内追疔汤，汗之即散。

---

　　① 点：致本作"点破"，可参。

脊中蜂窠发

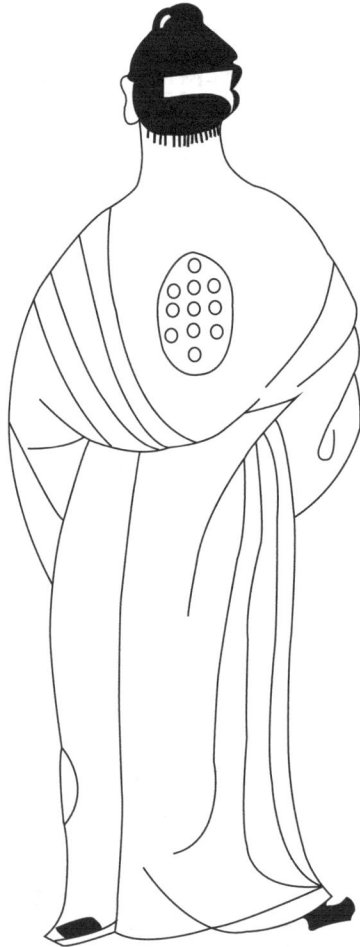

　　此名脊中蜂窠发，生在正当脊心，形如蜂窠。但有孔在上者，乃是反症，不宜治。亦以前方括内托里散加菊花，生肌定痛，防毒攻心，入膜难疗。

右搭肩串发①

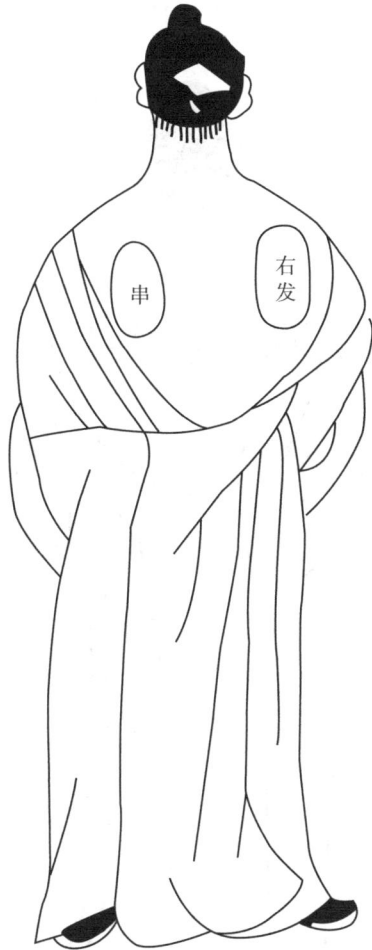

此名右搭肩发，生在右搭肩骨上，以动之处可治，若串左

---

① 右搭肩串发：诸本同，《医学入门》《秘传外科方》皆作"右搭肩发"，当从。

肩难治。宜服前方括内托里散加升麻、桔梗，外用玉红散，或
绵絮烧灰、鸡黄皮焙干为末掺之，干者麻油调搽。

左搭肩发

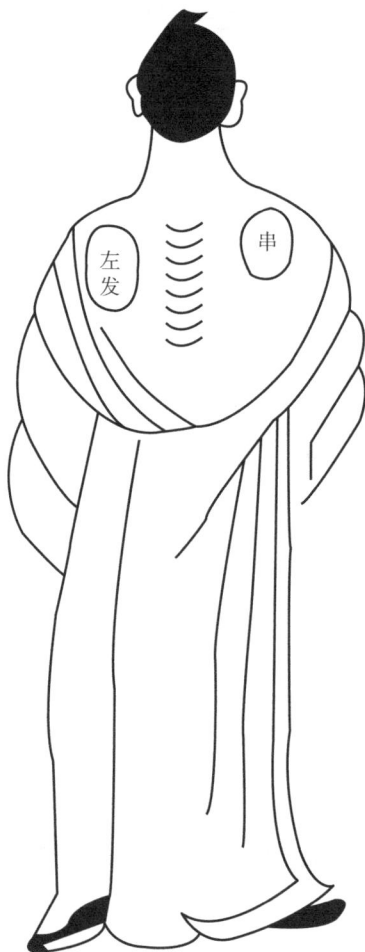

此名左搭肩发，生在左搭肩骨上，以动之处可治，若串右
肩难治。

对 心 发

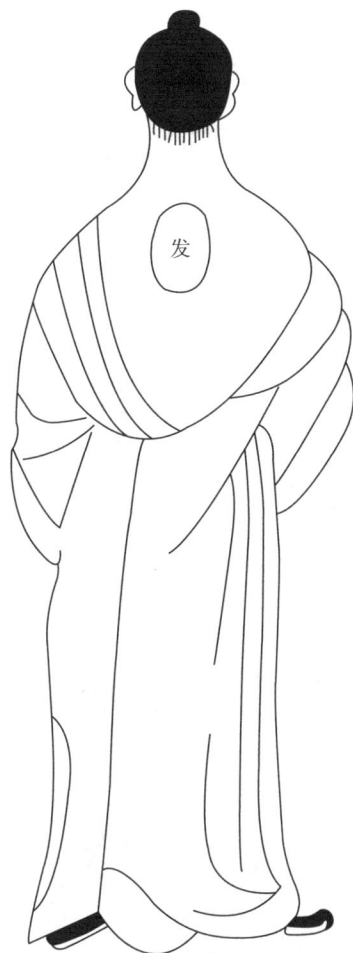

此名对心发，生在对心处，是症极重。乃因心火盛，而热气会生于此，其毒壮盛走暴。急用疏导心火之药解之，然后用生肌等药。

龟 背 发

发

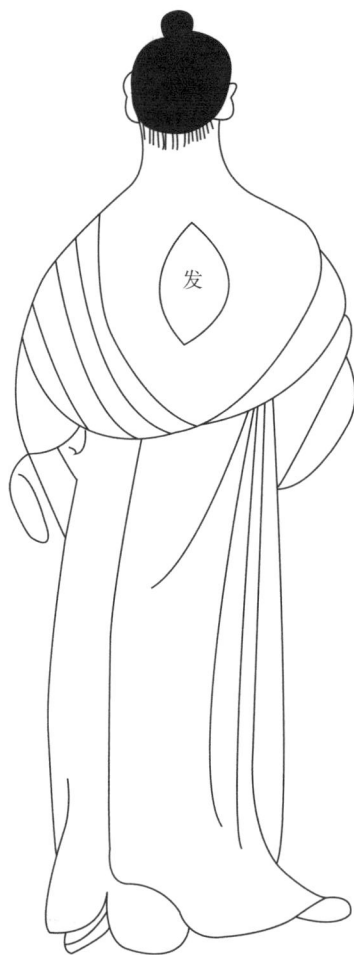

　　此名龟背发，生于背上，头尾俱尖，四边散大，如龟之形，乃因饮食所致，而气食相关，合阴虚而成之。气虚而散者，所以开口而阔，急以托里补药。

走流注发

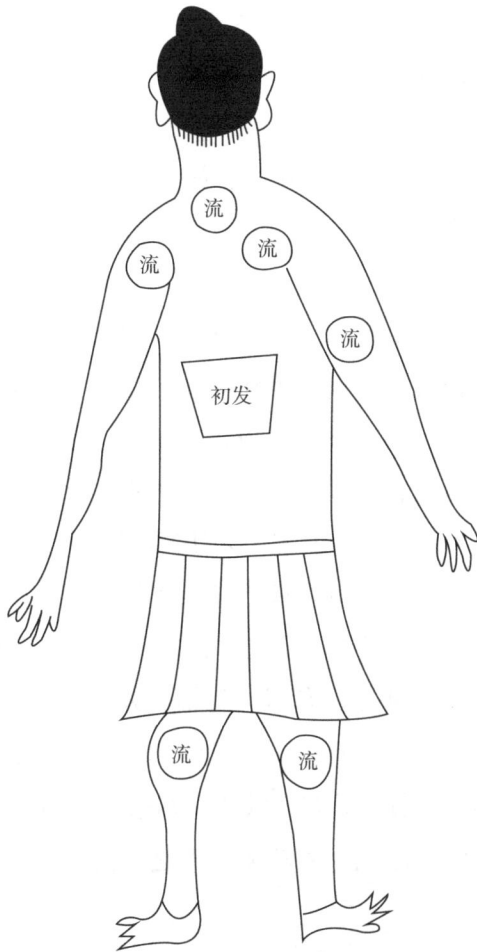

　　此名散走流注发，又名瓜藤发。乃毒气乘风热而走，急宜
疏风定热治之，则气自息。若流注于手脚腿者，必死无疑，治
宜十六味流气饮，多服溃脓。针破，单用化毒丹久擦。

发 背

盖背虽膀胱、督脉所主，然五脏所系于背，或醇酒厚酒，或郁怒房劳，以致水枯火炎，痰凝气滞，或被外邪，与毒相搏，随处发生。

祖传云：真背发肿处多小口，如沙眼样，若无者乃阳毒也。又云：背发黑陷对心者死，不对心但乎冷，不痛不红黑陷者，救急以生姜贴毒上，艾灸变红方可外治。又云：背发之症先痒后痛，最为恶症，始起如豆大者便是，宜灸之。初灸不痛，灸之极痛则止；初灸痛，灸之不痛则止。使毒气随火而散，或稍大不可灸者，用针刺破，火筒吸拔五七次，去恶血。又有甚肿而大已成不可吸者，急以断法断之，用白霜梅、皂角二味，烧灰存性为末，不发热者，米醋、姜汁调涂四围，晕外即不开走。如发热者，用茶调涂，后以乌不伏根水搓根，醋炆热气熏二三次，污肉去尽，方用黄柏、草乌、穿山甲炒为末，鸭子清调敷，或用白及、白蔹、荆芥、赤芍、黄柏、大黄、当归、白芷、南星、赤豆、草乌、寒水石煅、商陆焙等分为末，地黄汁调涂留口，后用片脑、龙骨、乳香、没药、儿茶、血竭、轻粉为末撒。或炒雄黄、螵蛸、白矾、朱砂为末撒之，内服前方括歌内十宣散加减。

张指挥传治初起背发阳毒阴消方，用官桂去皮三钱，连翘去心二钱，乳香、没药各二钱箸炙，黑牵牛七钱，大黄五钱，僵蚕三钱酒洗，白芷二钱，粉草节二钱，当归五钱酒洗，穿山甲三钱炒，共为末，每酒调三钱。

应圆制追毒溃脓散

治背发已成未成，服之无不应效。

先服人参、当归、黄芪、白芍、川芎、防风、官桂、桔梗、白芷、瓜蒌仁、金银花、甘草各等分，大合一贴，用生头酒煎，热服出汗为度。后服白芷二钱，穿山甲二钱土炒成珠，石乳香一钱箬炙，没药一钱箬炙，白僵蚕一钱五分炒去丝，甘草一钱半，大黄四钱，皂角刺二钱炒，以上八味药，要真洁制炼依法，共研为极细末，用当归四钱锉碎，将半酒半水三盏同煎，调前药末，空心通口尽服。如当归酒不足，加好酒调服，以利脓血，三五次为度，利后用粥补即止。服药后忌用油腻、生冷、煎炒、热毒及诸凡发物，且慎弗行动劳碌，视为常疾，须静坐六七日。此方百发百中，无不应验。

如虚兄传治背发已溃未溃得效良方，外用厚朴三钱姜汁炒，陈皮二钱去白泔浸，甘草节二钱炙，苍术五钱泔浸，桑黄菰五钱，共为细末，清油调涂。内服乳香、没药、赤芍各二钱①，贝母、穿山甲、皂刺、当归各一钱，防风五钱，白芷一钱，蝉蜕二钱，大黄五钱，天花粉八钱，金银花一钱五分，甘草节八分，水煎生酒斗服。如已溃者，用黄连煮过竹筒吸毒上，其脓出后，用黄连炆水洗，洗后用化毒生肌敛口如法。

---

① 钱：原无，据致本补。

肾俞发

发

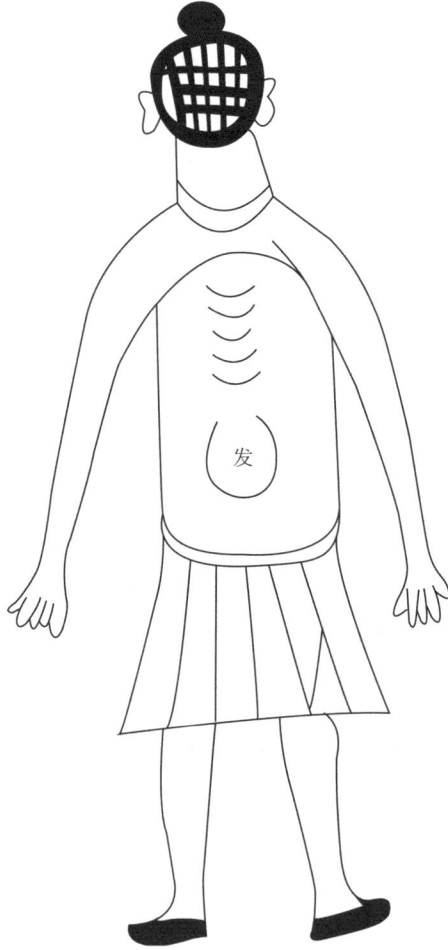

　　此名肾俞发，乃湿热色劳所致，急宜用药解内肾之毒，更用生肌夹攻之，治法详后。

下肾俞双发

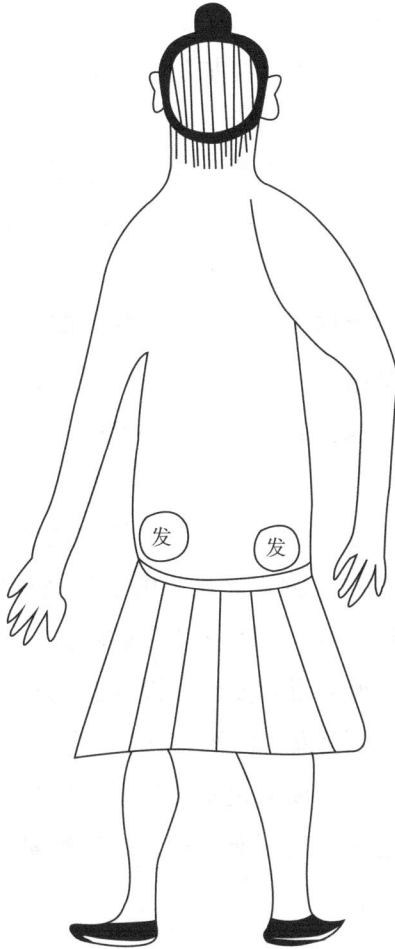

　　此名肾下肾俞双发①，亦由湿热房劳郁怒过度，故两肾俞俱生，法治详后。

---

　　①　肾下肾俞双发：诸本作"肾下双俞发"，《秘传外科方》作"下肾俞双发"，可参。

肾俞发

肾俞发症，原因受湿并怒气、饮热酒，伤于内肾，流毒在肾俞生疽。若下肾俞双发，更加房劳郁怒过度所致也。又有肾俞一发，胛骨上一发，肩膊上又生一发，亦名双发，但此三症阳发于外者易治，阴发痰发伤肾膜及脓稀者死。此症初起焮肿发热，疼痛色赤，作渴，脉滑数有力，先宜服脑疽内之活命饮，后用方括内托里消毒散。如漫肿不热，微疼色黯，作渴，脉数无力，肾虚也，宜方括内托里散。如肺热阴虚者，宜四物汤加人参、白术。如恶寒热，四边渐大者，阳气虚也，宜单人参汤，或八物汤加芪桂。如初起食少者，邪盛脾亏，急用补中益气汤救之。

祖传治肾俞总方，内服用方括内托里散加车前、木通、淡竹叶、牵牛、何首乌、脚连，复用内消散及生肌定痛散敷之，及膏药贴，更以痰核内十六味流气饮加减服。

大凡焮肿，气血胜毒者易治；漫肿服托药不应者，乃毒胜气血，死在旬日。或已发出而不腐溃者，急用托里散兼补脾胃，不应者死在二旬。若已溃而色不红活者，用托里散加人参、黄芪、肉桂及补脾之药。却不能生肌，疮口黯晕，大而不敛，乃脾崩也，死在月余。

臀 腿 部

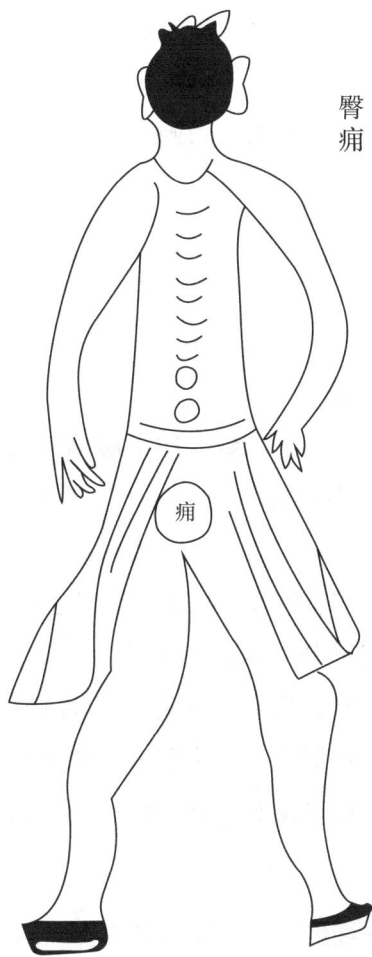

臀痈

臀 痈

臀痈之症，乃阴虚湿热①所致，当知臀居小腹之后，部位

---

① 湿热：致本作"血热"，可参。

僻奥，虽曰多血，然气既罕到，血亦罕来，中年患此诚为可虑。此症初起未成脓者，隔蒜灸之，再用葱熨。如欲作脓者，内托羌活汤。如痛甚者，前方括内活命饮。

内托羌活汤

酒黄柏① 黄芪 防风 当归 藁本 连翘 甘草 苍术 陈皮 肉桂

半水半酒煎。

如肿硬痛者，宜方括内托里消毒散或托里散。

如脾虚不能消散，或食少不作脓者，或偏右臀腿者，宜大头风内六君子汤，加芎、归、黄芪。

如脾虚误服消导药，以致气陷下肿痛甚者，宜补中益气汤或八物汤加芪桂。溃后亦宜进此二药，以固其里，兼节酒色，戒躁暴，乃可万全。内伤房室，两臀肿硬，二便不通者，宜八物汤加芪、桂、车前、牛膝、故纸、小茴之类。

曾一人近肛门处作一毒，如碗大，名曰脏毒。已作成脓，用艾依法灸一二十壮，次日将面粉作一圈贴②毒上，又将槐树皮为一圆片，盖面粉圈上，将大艾丸置槐皮片中间，灸出黄水为度。其槐皮要将粗皮在下，嫩皮在上，如此治之即愈。

臀疽疮即臀风

一方用硫黄末铺纸上，卷筒为条，将麻油浸透，倒垂点灼，滴出药油，俟冷频搽。

一方用核桃肉七个，大枫子肉一个，硫黄四分，水银二分，共为末，麻油调搽。

---

① 柏：原无，据致本补。
② 贴：致本作"箍"，义胜。

便 痈

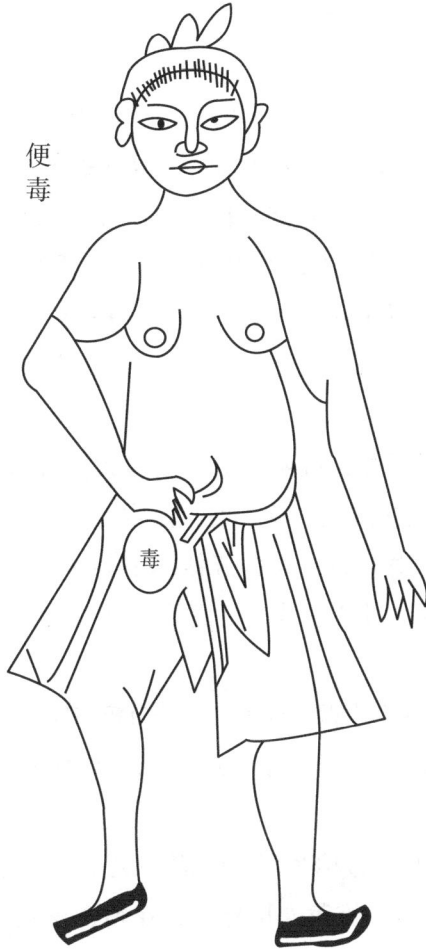

便毒

毒

便痈俗云便毒，实血疝也。生于腿胯小腹之间，近阴上处，乃厥阴肝经及冲任督三脉随道①，精气出入之路也。或入房忍精，或思色不遂，或当泄不泄，败精凝滞为瘀肿，痛在胯腹

---

① 随道：诸本同，当作"隧道"。

之间。

江氏传先用苏叶、陈皮、香附、麻黄、干葛、升麻、赤芍、羌活，一贴煎服。后以穿山甲土炒、白僵蚕炒、皂角、五灵脂炒、大黄，共为细末，酒调下，通三次而安。或去五脂①加白芷、贝母亦妙。体虚者，用清河参三钱炒热，再入大黄二钱同炒，略熟取服。初起及久欲成漏者，俱宜蜡矾丸，神效。

应圆制治便毒，用僵蚕、槟榔、牵牛、贝母、白芷梢、大黄、穿山甲各二钱半同煎，炮皮硝三钱，生磨大黄四钱半，空心服，通四五次，以粥止之。外用倍子、白矾，醋调敷，如要箍破用乌豆去皮，生捣烂，鸭清调敷，过一夜即破出脓。

□气

是症比便毒下些，近阴下处，治宜大黄五钱，穿山甲土炒、黄柏、黄芩、僵蚕、白芷各三钱，白水煎。生酒斗服，被盖出汗为度，或黑牵牛七钱，大黄五钱，牛蒡子、贝母各三钱，羌活、独活各二钱，甘草一钱，好酒炆，空心热服四贴。

骑马

是症即便毒，左右两边俱发，或先有疳疮而发，或卒然起核疼痛而发，治法同便毒，但溃后亦如。总要敷洗化毒，生肌敛口。

路岐

俗名痞瘤些小胯瘤间②。此症小儿患之，多因食积之所致③。祖传用牵牛、雄黄、川楝子、花粉、枳壳、贝母、甘草，等分为末，用酒调服三五剂，出脓即消。如痛不可忍者，用细辛、黄连、穿山甲、乳香、没药、连翘、归尾、大黄、栀子、

---

① 五脂：诸本同，当作"五灵脂"。
② 俗名……间：此处疑有脱文。
③ 食积之所致：致本作"食积痰滞"，可参。

银花、牡蛎、车前子、防风、甘[①]核桃去油，酒煎五更服。如肿不消者，用陀僧、黄连、黄柏、轻粉为末掺之，盐汤洗之，内以赤葛根、生姜同擂烂，镟[②]热酒服之，汗出为度，滓用敷疮。

过裸[③]

治宜山菇、贝母、穿山甲、大黄、芒硝、槟榔、莪术煎服，或大黄、穿山甲、僵蚕、黄芪、牡蛎，酒水各半同煎，空心服。

悬痈

悬痈之症，乃足三阴亏损，生谷道前阴囊之间。初发甚痒，状如松子，渐如莲子，日久如桃李，加以赤肿。若破则大小便从此中而出，不可救也，轻则沥尽气血而死，重则内溃而亡。此症初起湿热壅滞，作痛溺涩[④]者，治宜脑疽内活命饮去大黄[⑤]；如不成脓不溃者，八物汤；如脓已成者，急针之，欲其生肌收敛。如血虚者，宜归、芎、芍、黄、人参、白术；气虚者，参、术、苓、芎、归、甘草。如脾虚者，补中益气汤；如久成漏者，八物汤加芪桂，或蜡矾丸。此病常服国老膏，虽患亦轻，虽溃亦浅。若误用寒凉，必不可救。

国老膏

粉草带节一两，用山涧水一碗，浸三时令透，以慢火炙干，仍投前水浸透，再炙至水干为度，酒三盏煎至八分，并渣空心服，三日一服。

---

① 甘：宏本作“甘草”，可参。
② 镟（xuán 玄）：当作“旋”，旋即。
③ 过裸：致本作“过裆”，可参。
④ 溺涩：宏本作“焮肿”，可参。
⑤ 去大黄：致本作“去大黄加苍术”，可参。

谷道中生疮

治宜水中荷叶卷筒，细杨绵裹纳下部，日三次即愈。

肛门烂出水作痛，或痒或出血，用石硫黄五钱，冰片一钱，为末搽。但先每用银花、蕲艾、花椒、槐花水洗。肛门肿痛热毒，用防风、蒺藜、槐角、黄连各一两，陈冬瓜皮二两，上为末，空心酒调服。

痔 疮

痔疮不论男妇小儿俱有，何也？经曰：富因酒色财气，病缘负重担轻；妇人因经后受冷，月后伤风；小儿多母腹受热，利后积血。总之，脏腑虚而血脉未贯，风湿犯而食毒冒干，七情郁结，众欲交戕，于是血气下坠，蕴聚肛门，宿滞不散，而冲突为此症也。然症分二十四，原有歌志云：

痔漏分三八，凭君有细看，穿肠并鼠尾，酒色两相干，莫言翻花怨，蜂窠亦不宽，雌雄并气血，子母及盘肠，玄珠犹可怪，勾肠痛若锁，核桃与流气，闻见即心酸，栗子于中大，鸡心在外安，珊瑚形可恶，脱肛状不堪，内痔肛边出，搭肠里内穿，垂珠更难治，日久有鸡冠，治宜分虚实，毋妄施针刀。

此症凡毒深者，大如鸡冠、莲花、核桃；毒浅者，小如松子、牛奶、乳心、鼠乳、樱桃。虽种种不同，皆三阴虚也。治法亦不甚殊，当知痔非外邪，乃脏内湿热风燥四气相合，蕴久①流入大肠而成毒。但疮口②向上或硬者热多，向下或软者湿多也。

---

① 蕴久：原作"蕴人"，据致本改。
② 疮口：致本作"疮头"，义胜。

祖传①治血痔，用槐花、槐角、地榆、酒芩、当归、枳壳、荆芥、黄连、蒲黄、木香，酒糊为丸，空心酒下。有热者，米饮下。外以文蛤、白矾、桑寄生、朴硝、莲房煎水，先熏后洗。

如气痔

肛门肿痛便难，强力则肛出不收，用紫苏、陈皮、枳壳、槐花、桃仁、木香、槟榔、香附、甘草、姜三、枣一。

如酒痔

饮酒则发，用干葛、枳壳、半夏、生黄、茯苓、杏仁、黄芩、甘草、黑豆百粒、白梅一个、姜三片。

如虫痔

浸淫湿烂，岁积月累，蚀肠穿穴，用黑玉丹。

黑玉丹

牛角䚡　猬皮各六两　雷丸　芝麻各二两　猪蹄甲百枚　槐角三两　头发　败棕各四两　苦楝根二两半

上药俱入罐内，烧存性取出，入乳香一②两，麝四钱，为末，酒糊丸，梧子大。先将胡桃一枚，温酒下十五丸，日二服，甚者三服，忌别药。此方善③治男妇④痔漏、肠痛⑤疼痛及谷道虫痒不可忍者。

如鸡冠痔

用生桃橙叶杵烂煎水，熏洗得效。或⑥五倍子、川硝、桑寄生、莲房，倍荆芥，先熏后洗。

---

① 祖传：原作"且痈"，据致本改。
② 一：原无，据致本补。
③ 善：原无，据致本补。
④ 妇：原无，据致本补。
⑤ 肠痛：致本作"肠风"，当从。
⑥ 或：原无，据致本补。

如牛奶痔

用明雄黄一两，斑蝥五十，将雄黄为末，同斑蝥入新竹筒内七日，去斑蝥，以雄黄点痔，其效如神。

如翻花痔

先用荆芥、朴硝、防风煎汤洗之，次用木鳖、郁金研末，入龙脑少许，水调敷，或以猪胆、片脑和匀贴尤妙。

如汤肛痔

用枯矾一钱，轻粉一钱，杏仁十个，捣为末，猪胆汁调搽，先疼后可以防风通圣散加减煎服。

如梅痔

用龙牙即龙骨但如牙者是也、杏仁去皮尖、轻粉各一钱，冰片七厘，共为末，将公猪脚上火筒骨髓调搽即愈。

如虚兄传治溅血脱肛痔漏，用槐角、地榆、川黄连、连翘、荆芥、牛蒡子各一两①，归尾、枳壳各七分，防风、薏苡仁、赤芍、黄芩、车前、木通各五分，李仁、白芷、胡麻、甘草各三分。每发时，空心服三四贴。

如虚兄②肠风溅血及肠出不收，恶痔疼痛，用经霜后收的冬瓜皮火上焙，切为末，每老酒调服一钱。

陈进士传治穿肠痔漏、二十四种恶痔及杨梅恶疮，悉皆神效。用蟾酥五分，朱砂、雄黄各一钱，乳香、没药各一钱半，丁香二钱，草乌三钱用姜汁煮过心，不见铁器，海蚌十二个去油，俗名沙鸡，每用笔管盛，焙干，各为末或为丸，牙皂土茯苓汤送下，每日用一分药末，早米打糊为丸。如痔漏臁疮，米汤下。如毒

---

① 各一两：致本作"各一钱"，可参。
② 虚兄：致本作"牛奶"，即上文"牛奶痔"。

疮及筋骨痛，去海蚌加蜈蚣为妙。此方与众不同，专治痔漏，大有神功。如绵花疮，筋骨酸痛者，削草除根，神效无比。

黄氏传治内痔，用黄连、枳壳、漏芦、槐角、地榆、芡实、川芎、吴萸、穿山甲、栀子、蒲黄、甘草同煎。又用干马齿苋汤煎一碗，斗损药一碗服，但必先服过药后五日方放出肠搽洗。

放肠法：马钱子二个，合起用面包，火炙成炭，去面为末一钱，初生小儿脐带为末五分，临时以津调□子上，敷肛门四围，其肠即出。用竹刀刮去肠上毒物，后用刺猬皮炒过一钱，磁金末一分，花蜘蛛一个黄泥包，炙为末，以三味将病人涎调敷上即收，病即好。其洗用盐茶，洗切宜久，忌毒物房事。

如内痔凡敷药后大便紧急，宜润肠丸。

磁石一两　黑牵牛　白芷各二两半，三味半生半熟　干姜二钱
大黄一两，酒浸蒸　黄连五钱　枳壳一两　木香二钱

共为末，米糊丸，如梧桐子大，每五十空心温酒下，服一二次为止。

如小便不通，用葱一握煎汤洗小腹。

如大小便不通，用泽泻一钱半，猪苓、赤苓、白术各七分，益智仁、陈皮、枳壳、车前、木通各一钱，小茴五分，甘草三分，灯心煎，空心服。

如血不止，用乌梅一个，艾叶五钱，井花水煎服。或五倍一两，生青矾五钱，石茇茶二两，煎水洗肛，其血自止。

如痛甚者，用猪胆、冰片、乳香、没药为末调搽。

如肛不收者，用猬皮一个罐内烧焦黄存性，磁石醋淬五钱，肉

桂三钱，山甲①炙三钱，为末，米饮调服，炙热鞋底托上。

如大肠结硬，下坠多血，痛不能忍，用归尾、泽泻、生地黄、枳壳、大黄、郁李仁、苍术、秦艽、皂角仁研成膏、麻子仁一钱半，水煎，空心服。

祖传仙方

不问男妇远年近日二十四种痔漏，不用刀针，大有神效。

枯痔药

白砒二钱为末，白矾五钱为末，二味入铁勺内，先用白矾末一钱，又放砒一钱在中，下又放一钱白矾盖面，将慢火熬至烟净，出火毒，入后药。儿茶一钱，血竭五分，蛇含石一钱火煅，醋淬，芫花二分，朱砂五分，雄黄、硼砂各一钱，乳香、没药各五分俱盐箸上焙去油，轻粉五分，炉甘石一钱醋淬，上十二味共同一处，为极细末，将五分之一用津液调开，捏作薄薄饼子，如此大药饼又做些簪脚大品，阴干听用。大凡医痔之法，首用唤痔散，当先唤出痔来缠好，下手上枯痔药。

唤痔散

单用生胡椒一钱，为极细末，空心用生酒一瓶，随量大小送下，待半上午其痔即翻出来，方用津液调前枯痔药如稀糊样，周围搽上枯药，谷道中纳一药饼，痔孔内插上簪脚样的椎子一枚，后用白纸封固。但上药之后疼痛难禁，则不必忧心。《书》云：若药不瞑眩，厥疾不瘳②，故曰恶病还用恶医也。但是上药之后，血即随手而止，疾则刻日而安。每日三洗三换新药，

---

① 山甲：致本作"鳖甲"，可参。
② 药不瞑眩，厥疾不瘳：语出《尚书·说命》。瞑眩，令人愤闷。瘳（chōu抽）：疾病减轻或病愈。意为服用峻猛药后如果没有出现不适反应的话，病也不会痊愈。

若是大便坚硬，须用大黄酒蒸透熟，为极细末，每日用酒调服一钱，俟其粪如常①，间服猬皮散。

猬皮散

治二十四种痔疮出血，里急疼痛。

槐花炒　艾叶炒　枳壳　地榆　当归　川芎　黄芪　白芍　白矾　贯众　猬皮炙，各一两　头发烧灰，三钱　皂角炙黄去皮，三钱　猪后蹄重甲炙，十枚

上为末，炼蜜为丸，如梧子大，每服五十丸，煎米汤下，换药敷至六七日，待痔疮至黑色，坚实干枯不疼，方用浸洗之药，拔去病根。若是痔疮未曾干枯过脚，还要上药几朝，以干枯坚硬为度。

浸洗脱落痔根方

用生艾叶、白头翁、索灌草、冬青叶、左缠藤、绵花子及各样除风散血之药，煎出水来，将痔疮熏洗，待药水温温之时，坐在脚盆之内，日日洗浸五七次，待其痔疮浸洗至五七日之内，其痔根自然脱下，以落尽为度。缠不用浸洗，待落下痔根，随用生肌散撒在痔窠之内，每日又用新鲜药频洗，次上生肌散，首尾前后半月之内，可以除根脱体而复旧也。

生肌散

嫩老鼠子一个，烧灰存性　鸡内金三钱　乳香　没药各一钱　儿茶三钱　轻粉一钱　甘石火煅过，三钱　雄黄一钱　破丝网巾炒灰，二钱　血竭一钱　孩儿骨烧灰存性，一钱　陀僧火煅水飞，一钱　黄柏末一钱　大黄末一钱

---

① 俟其粪如常：致本作"以稀粪为度"，可参。

上为细末，一日一次①，洗换新药，再用生肌散攒上疮口，神效。

九　漏

凡痈疽久则宿脓腐肉，每干其间②，穿孔必深，风冷外侵，涓涓点点流出，如缸瓮之有漏孔。九漏③：肝主狼漏，胃主鼠漏，大肠主蝼蝈漏，脾主蜂漏，肺主蚍蜉漏，胆主蛴螬漏，胆主浮蛆漏，肾主瘰疬漏，小肠主转筋漏。原因气血壅滞，染触蠢动含灵之毒，而名其因，治则一也。在痔则有穿肠、穿肾、穿阴者，又有无痔肛门左右别生④一窍，流出脓血，名为草漏。窍在皮肤者易愈，脏腑损者难治。

如漏症初起淡红，微肿小核，宜凉血清热燥湿，用加味槐角丸。久则内如稿⑤白，外如黑腐，淫虫恶臭，宜满窍⑥杀虫温补，用前痔疮内黑玉丹，或方括内蜡矾丸。

加味槐角丸

槐角　生地各二两　阿胶　川芎各五钱　当归　黄芪　黄连黄芩　秦艽　防风　枳壳　地榆　升麻　连翘各一两　白芷五钱

共为末，蜜丸或酒糊丸，梧子大，每五十渐至七八十，温酒下。

又有初起因风冷者，久则虚而挟湿热者，丹溪用参、术、黄芪、芎、归为君，佐以猬皮、蛇蜕、牛角腮、蜂房之类服之。外用津唾调附子末，作饼如钱厚，放疮上，漏大炷大艾，漏小

---

① 一日一次：原无，据致本补。
② 每干其间：致本作"停蓄其间"，义胜。
③ 九漏：原作"渗漏"，据宏本、风本改。
④ 别生：原作"加生"，据致本改。
⑤ 稿：通"槁"。
⑥ 满窍：致本作"涩窍"，可参。

炷小艾，灸令微热，不可令痛，干则易新饼再灸。如倦暂止，次日又灸，宜至肉平为度。外用云母膏贴之，畏灸者，内生肌丸最妙，枯矾、鹿角、芝麻等分为末，蜜丸酒下。

祖传治漏症

用人言六钱半，明矾一两，乳香、没药、朱砂各等分①，蛇含石一两火煅醋淬七次。先将人言为末，入砂锅内火煅，待烟起将明矾盖人言上，看有烟起处，以矾末填之，渐渐用尽矾末为度。候矾干白色待冷，去上面矾末，取人言为末，入前药共为细末，将一半面糊作针，一半绵皮纸②作条，蘸面糊拖药末搓干，用真绵缠矾。遇漏先将药针入漏内，漏深入深，漏浅入浅，待三日毒尽，却用纸条入漏内，漏深入深，漏浅入浅，日渐抽出其纸条，即生肉。

凡遇穿肠痔漏，用好细丝线火煅蛇含石，醋内煮过，要从夏秋月内收取蜘蛛网过网丝一根，共合丝线穿入漏孔内。穿法：先将野灯心草破开些，穿入透出，却将药线入于野灯心破开处透出。如无野灯心草，将嫩布线两揸系银丝上穿入，却将长环入粪门内，接出去银丝，却将丝线入一根于布线内，抽过丝线，再将原丝线头入第二根布线内，抽过丝线来，却不是来去两转，收紧结一蕊，待明日解开，蕊又收紧些，仍缚一蕊，莫令宽，日日如此，线落后以生肌合口。

煮线法

芫花根、大戟根、金项玉梅花、五爪龙、鸽粪，共入水内，煮汁去渣，将后嫩丝线入汁内，煮一二沸，取线风干听用。

---

① 各等分：宏本作"各五分"，可参。
② 绵皮纸：原作"绵皮"，据致本改。

如痔漏不脱线，用百草霜、草乌尖各一钱，为末，井花水调，笔点即落。

如脱线不生肉，用枯矾、五倍子为末，掺之即生。

如穿线落不收口，用枣树皮为极细末，生肌甚快。凉药煮过，炉甘石次之。

如痔漏痛不可忍，用黄连、黄柏、郁金、朱砂、冰片、乳香、没药、白芷等分为末，泉调作锭子，阴干插入孔中。

如痔漏血不止，用陈棕、箬叶、枳实各炒灰，存性、归尾炒、鳖甲炙、蜂房、猪左悬蹄烧，存性、黄柏、槐角，共为末，米糊为丸，梧子大，每米汤下三十。

如原有痔漏，肛门别生一块作脓，就在痔孔出者，乃食积注下也，宜连魏散。

连魏散

黄连　阿魏　山楂　神曲　桃仁　槐角　连翘　犀角[1]等分

为末，以少许置掌上，时时舐之津咽下。

予曾治一人，肛门外陡生一毒，其势如核，久而破，出脓甚臭，遂将猪肉汤鸭毛刷洗，以贝母末攛即安。后复成一孔出水，予以为漏。用白雷丸一两切碎，皮硝四两，将公猪大肠一头线扎，将皮硝筑入一层，雷丸筑入一层，如此筑几层，两头麻扎，将瓦盛肠，火焙干。用肠吃下，取出雷丸，同石乳香五钱，真没药五钱，苦株粉四两，刺猬皮一个焙炒，共为细末，酒调服。

龚应圆制透漏丹

治漏如神。

---

[1]　犀角：宏本作"皂角"，可参。

象牙末五钱　黄蜂窠水洗净　僵蚕炒去丝　蝉蜕去头足，洗　广木香　乳香　没药　血蝎各三钱

上八味为末，次用黄蜡八两，铜铫熔化，熬白色离火，入前药末搅匀成汁，倾入水中，取起为丸。此一料药分作百丸，临睡时服一丸，早晨空心一丸，俱白汤下。又服别方，枯矾一两，鹿角末一两，芝麻一两，炼蜜丸，如梧桐子大，温酒下三十。塞窍，去鹿角，加象牙一两，黄蜡为丸，常服断根。

如虚兄传加味蜡矾丸

善治肠痈痔漏瘰疬等症，日夜疼痛，脓水不干。

用黄蜡一两，白矾一两三钱枯过，辰砂、雄黄、陀僧各一钱。上各为末，先将黄蜡入铜铫内熔化，再入蜂蜜五钱，同溶随入四味末药搅匀，待冷为丸，如梧实大，每服二十，或酒或白汤送下，病在上饭后服，病在下空心服。

囊　痈

囊痈肾风之症，属肝肾经，都缘阴虚湿热。如小儿乃啼叫，怒气积聚，或虫咬风吹，治者每宜详因而施。

肾囊初起红肿，小便涩滞者，用八正散主之。

八正散

车前　瞿麦　萹蓄　滑石　山栀仁　大黄　木通　甘草

如阴囊肿胀，二便不利者，用白芷二两，白术、桑白皮炒、木通各五钱，为末，每姜汤下五钱，小儿服五分。

如全因入房，囊肿大如斗许，小腹胀闷，溺涩，发热口干，痰壅，命在反掌，宜肾气丸料加车前子、牛膝煎，吞滋肾丸后仍肿痛者，宜补阴托里，以速其脓而针之。

若脓焮而便闭者，热毒所积也，以方括内托里消毒散。或又不消者，热毒未解也，宜清肝益荣汤。脓已成者，用脑疽内活命饮。

清肝益荣汤

当归　川芎　白芍　柴胡　炒栀　白术　茯苓　木瓜　胆草　熟地

如脓溃皮脱，睾丸悬挂，或内见筋一条不消，阴囊悉腐，玉茎下面贴囊者亦腐，如半边笔管①，只宜方括内托里散加故芷、黄芪、五味、菟丝，或兼服补中益气汤，倍参芪归术，大补气血脾胃，外涂白蜡膏，囊茎旬日可愈，虽曾去阴子亦无害。

如肾囊下有五六孔出脓，宜以当归、川芎、白芍、熟地、生地、白苓、巴戟、川楝、肉桂、大附子童便浸透，纸包泥裹火煨，每贴用三四斤②、益智仁、防风、金银花、皂角刺，或加升麻、土茯苓。每贴用猪胰子油四两，或肉同炆，空心酒下。如孔烂大，宜用芡实肉二两，青盐五钱，牛黄一分，麝香五厘，胶枣肉为丸服，外用化毒丹擦七日，然后以生肌散擦之。

阴囊玉茎痒烂甚者，用防风肉、羌活、蒺藜、白附子各一钱半，为末，以猪腰二个，篾刀破开，将末药灌入，纸包黄泥裹，以有谷火煨熟，空心酒下，不效再服，屡试有验。

阴囊风疮③，用苍术、紫苏煎水洗。囊痒抓烂流水，用黄连、细茶、凤凰窠为末，木油调搽，或苍术、茯苓皮、蒺藜、厚朴、甘草三贴，煎汤熏洗即安。

① 笔管：致本作"笋管"，可参。
② 三四斤：致本作"三四片"，义胜。
③ 疮：致本作"痒"，可参。

肾囊生疮作痒①，或痒后流水作痛，治宜用川椒、蛇床、荆芥、槐柳条、茄根煎水熏洗，洗后用朴硝搽之。

阴囊两傍生疮，湿痒甚者，用牡蛎、黄丹各一两，枯矾二两，为末搽。

紫裆风，即阳物红紫，痒不可当者，用山枇杷柴叶及观音茶叶二味擂酒吃，其滓用火上略烘热，敷裆上，冷了又烘热，敷过二三次痊愈。

予居南京，见一人阴囊上生白芽一二根，如绿豆芽脚样，其痛如针刺难忍，用艾丸置芽根下贴肉处，一灸即倒，痛止痊愈，如神。

小儿外肾肿大，阳物透明，用左顾牡蛎二钱，干地龙一钱，为末，津液调敷，外肾即消。热者，鸡子清调敷肿处。

小儿啼叫，怒气积聚阴肿，用桃仁炒、牵牛炒、蒺藜炒去刺、官桂、牡丹皮、大黄各三两，为末，蜜丸如绿豆大，每用青木香、葱白、盐少许煎水，送下五七丸。

小儿囊热肿痛，用蚯蚓粪、甘草汁调搽。

小儿外肾焮赤肿痛，不日退皮如卵壳，愈而复作，用老松皮烧灰，腻粉、香油调搽。

小儿坐地为风吹或虫吹而肿，外用蝉蜕二钱煎水洗，再温再洗，内用猪苓、泽泻、茯苓、白术、甘草、灯心煎服。

小儿阴伏生疮，用黄丹、黄连、青黛等分为末，泥鳅煎，麻油调搽。

大人小儿阴伏，痛不可忍，单海金砂②酒调服，神效。

---

① 痒：原无，据致本补。
② 海金砂：原作"用金砂"，据致本改。

小儿大人阴囊并玉茎红肿大疼，用淮盐炒烊，令病人坐定，将布巾兜炒盐，包阴囊玉茎即消。

阴 疮

凡阴头玉茎肿痛生疮，乃督任冲三脉之属，督脉属阳，任脉属阴，冲脉属厥阴。盖阳脉主气，阴脉主血，皆由气血大热，有毒有风，故生此疾也。玉茎红肿，痛烂流脓，出汗日夜不干，甘草水频洗，后用羊角烧灰存性为末，每老酒调服三钱。

玉茎挺长，肿硬皮塌，磨股难行，两胁走气逆，以柴胡、人参、黄芩、黄连、黄柏煎服，其肿渐收。茎中有块未消，以青皮为君，少佐风药末服之，外以丝瓜子、五倍子末敷之。

阴头出脓，茎下捻①之痛，用柴胡、赤苓、升麻、猪苓、泽泻、木通、车前、远志、山栀、瞿麦、牛膝、生姜、灯心，酒煎空心服。

玉茎肿痛出脓，日难行步，夜卧掣痛，先服囊痈内八正散，如故后服导水丸加桃仁、芒硝，三五次肿消，痛减而安。

玉茎肿烂流水，先将芭蕉兜艾叶、白矾、川椒煎水，先熏后洗，再用海螵蛸二钱，轻粉二分，枯矾一分，冰片二厘，共为末搽。

如因热毒，阴头结涩，或粗衣磨破，用新竹节上霜刮下，一撬即愈。或白螺蛳一个，灌杭粉入内火逼，再入片三厘，为末撬之，如神。

如由肾虚，风湿相搏，邪气成之，瘙痒成疮，浸淫汁出，状如疥癣，名湿阴疮。宜黄柏、磁锋刮下末，同蛤粉等分掺之。

---

① 捻：疑为"捻"。

如因久旷房室，思色动欲，以致败精流入茎内，初发如粟，赤肿溃烂作白，痛痒妨闷，名妒精疮。先宜用地骨皮、蛇床子煎水熏洗，洗后用黄连、款冬花等分为末，津调敷。

如因妇人子宫有败精滞浊，或月水未净与之交合，后又未洗。男子肾虚，邪秽滞气遂令阴茎连垂丸①肿痛，小便如淋，名阴蚀疮。治宜外用凤凰衣火炼②、黄连等分，轻粉、片脑少许，为末干掺，或鸭子清调敷。内用归尾、赤芍、生地、防风、黄连、黄柏、知母、泽泻、小茴、车前、甘草煎服。

如阴毛间生虫作痒者，捣桃仁泥涂之。

茎中痒，出白津，多因脾土软弱，不能滋生金水，以致肝经血虚火炽也，宜用鬓疽内补中益气汤，与清心莲子饮间服。

清心莲子饮

黄芩　车前　茯苓　麦门冬　地骨皮　黄芪　甘草

玉茎痛不可忍，用石乳香一钱，葱汁调搽。

下疳疮，皆因所欲不遂，或交接不洁，以致邪毒侵溃发成疮毒，日久不愈，或成便毒，或损烂阳物，多致危笃。故俗云：疳疮未已，便毒复来生也。周居白先生传一方，用细茶浓煎，入盐少许洗，洗后用天竺黄、片脑为末掺。

如虚兄传，用杏仁五个去油，轻粉一分③，冰片半分，共研烂，口涎作饼贴。或用麻梗烧水洗净，后用日久白螺蛳煅过④一钱，冰片半分，为末掺。

应圆制治疳疮神方，内用防风、荆芥、连翘、独活、黄连、

①　垂丸：致本作"睾丸"，义胜。
②　火炼：原作"少许"，据致本改。
③　去油，轻粉一分：原无，据致本补。
④　白螺蛳煅过：原作"白茶□饼"，据致本改。

卷之三

一一一

黄芩、知母、黄柏、苍术、赤芍、木通、胆草、柴胡、甘草，灯心煎，空心服十余贴。外用文蛤二分半，牛黄、冰片各一分，珍珠二分，轻粉一分，黄柏猪胆汁搽，火烧数次取末二分半，共研为细末攃之。

如男妇痄疮骚旋，用五倍子烧过存性二钱，轻粉二分，冰片一分，为细末攃之。若女人，先用五倍子一两，将小罐煨至极烂，置桶内，令妇人以阴门端坐于罐口上，熏至水冷为度。又将此药水倾出，煨热洗之，抹干攃前药。如痄疮肿不退，用益元散加防风、荆芥、何首乌，煎水温洗。

祖传治痄疮极甚者，内以黄荆子四两，乳炒为末，绿豆粉为丸，每白水送下二钱半，一日二服。外以甘草一两，防风一两，皮硝一两，用公猪肉煎汤洗，一日二次。后以白螺蛳壳五钱，公鸡内金三个焙干，乳香、没药、象牙末各一钱，珍珠、龙骨各一分，雄黄、黄连各一钱，共为细末，或搽或攃。

蜡烛发

是症肿烂如蜡烛泻形，初起若肿烂不消，宜用地茄根炆水熏洗，或用松叶、樟叶、乌药叶、枫叶、桐叶，俱取表，煎水熏洗。外用毯子片烧灰、片脑、儿茶，共为末攃。或磨镜布烧灰攃患处，内服黄连解毒汤。

应圆制治蜡烛发，烂去一边极甚者，内用僵蚕五钱，蒺藜四钱五①分，蝉蜕二十个，牙皂二十，金银花半斤，杏仁四钱半，土茯苓二斤，肥皂子仁二十个，精猪肉一斤，俱分作四大贴煎服，肉与皂子仁皆要吃下肚。外用上好徽墨磨水，久浸渐消，盐茶洗，再用乳香、没药俱制、儿茶、血竭、轻粉、海螵

---

① 五：原无，据致本补。

蛸、白芷各一钱，冰片一分，海巴子一个，为末搽。如水不干者，用海螵蛸指甲抉落成粉，米泔浸一宿，火焙干，每一钱入轻粉一分，为极细末搽之。

又方，不问年深日久，出汁流脓，日夜疼痛不止，或病去一边，或病去一截，服之神效。俱用蜒蚰一条，丢入热酒内，自然成水服之。一日一次，不过三服即干水，止痛住脓矣，甚妙。

妇 阴 疮

妇人阴中生疾，多因七情郁火伤损，肝脾湿热下注也。

如阴突挺出一条，尺许如蛇，痛坠出水溺涩者，朝服鬈疝内补中益气汤，晚服龙胆泻肝汤，外涂藜芦膏。

如阴中突出，如菌如鸡冠，四围肿痛者，乃肝郁脾虚下陷，先以补中益气汤加山栀、茯苓、车前、青皮，以清肝火，兼升脾气渐愈，更以瘿瘤内归脾汤加山栀、茯苓、川芎调理，外亦涂藜芦膏。

阴中生细虫，痒不可忍，食入脏腑即死，令人发热，热与痨症相似。先以蛇床子煎汤洗，后用梓树皮焙干为末，入枯矾四分之一，麝香少许敷之。

又方，治阴痒，捣烂桃叶纳入或鸡肝煮熟，乘热入阴中，或用大黄微炒、黄芩、黄芪炙各一两，赤芍、玄参、丹参、小茱萸、蛇床子各五钱，为末，空心温酒调二钱服。

阴内或痒或痛，用文蛤、皮硝煎水熏洗，内服囊痈内八正散，次用当归、川芎、芍药、地黄、荆芥、蒺藜煎服。

阴门湿痒，先用茄花根、夏枯草煎水熏洗，次日用鸡子一双炙半熟，覆在阴门上，过一夜取出虫物，复用茄花煎水洗，效。

阴部湿淹疮，用文蛤粉五钱，白矾、铜青各一钱，轻粉一字，乳香五钱，为末擦。

阴内肿痛，二便时皆痛，大便有血，以芙蓉叶坛煮，置桶内坐熏，内服猪苓、泽泻、白术、茯苓、黄连、黄柏、黄芩、防风、金银花、木通之类。

阴内肿痛，小便欲去不去，或痒相兼，用茹苓汤加木通、车前、牛膝、栀子，七八贴煎服。

阴肿如石硬，痛不可忍，二便不利欲死者，用枳实、陈皮各四两，炒令香热，以绢袋盛之，遍身从上至下及阴肿处频频熨之，冷则又换，直至喉中觉枳实气，则痛止肿消便矣。

如时常阴痛者，用四物汤加藁本、防风。

蚌壳风，用防风、归尾、全蝎、蒺藜倍下、蝉蜕、僵蚕、苍术、黄连、甘草服五六贴，每二贴煎洗。

茄病，内用酸车前二两，白马骨一两，茄根、茄花各一钱，猪精肉四两，同炆服。外用地茄根、木通、瞿麦罐炆置桶中，插一孔，坐熏待温，洗三四次。

妇人阴痔，用草乌七个烧存性瓦罐盛，入米醋煎热，将搭纸上开一孔，坐熏，神效。

妇人阴冷，用吴黄入牛胆内，令满阴干。每取二十粒研为末，绵裹纳阴中即热。

如阴臊臭甚，用柴胡、归尾、泽泻、木通、胆草、生黄、车前水煎服，每食压之。

阴内生疮，或出蛆虫，用黄芩、川芎、当归、黄连、大黄、川椒、细辛煎水熏洗。

妇人交接出血，乃房室有伤，肝脾虚不藏血，宜鬓疽内补中益气煎服，外用热艾帛裹入阴中，或用乱发、青皮烧灰敷之。若出血过多见杂症者，调补肝脾自愈。

附骨疽_{多病腿间}

附骨疽症，内痛如锥，外肉不红肿突，多因冷露所侵，或湿热痰火所致也。如此症初起，古方用青皮、甘草节煎服，或隔蒜如法大炷艾丸灸患处，仍以葱熨法熨之。若脓已成，即用火针，使毒不得内溃，带生用亦无妨，且不痛又易敛口，祖传用夺命散。

人参五钱　木香一钱　当归一两　雄黄七分　乳香　没药各七分　益母草一两　朱砂八分　槟榔三钱二分

水搅面糊做饼，中央穿眼候干，香炉灰为衣，好热酒调服。久不治，用蜈蚣制过，入药内同煎服攻之。或外用黄鳅串根、韭菜、生姜捣烂敷患处，或将艾火灸，服热药鸡鱼溃脓，深针出脓，出脓如不愈，用纸蘸玉红丹透入，出水方好。

缓疽，乃寒气伏于骨髓，其热缓慢，色紫黯，久则皮肉俱烂。石疽，亦寒气伏于骨髓，其肿与皮肉相似，疼痛坚硬如石。二者初起便宜温热托里补虚，次乃随证调治。如外感，因露卧风冷，寒湿袭深者，初起痛不能转，寒热无汗，经久寒郁便秘者，漏芦饮主之。

漏芦饮子

黄芩　白蔹　麻黄　枳实　升麻　芍药　朴硝各五分　大黄一钱　甘草三分

煎服。

如不敢下者，须分经内托汗散；但在尻臀者，用臀疽内类托羌活汤；在腿内近膝股，漫肿木硬者，内托芪柴汤；在腿外者，内托酒煎汤；在左腿外侧，漫肿长阔，行步作痛，以手按至骨大痛者，宜脑疽内黄连消毒散。通用鹤膝风类槟苏散。

内托芪柴汤

黄芪　柴胡　当归　黄连　羌活　肉桂　土瓜蒌　生地黄芩

半水半酒煎。

内托酒煎汤

黄芪　当归　柴胡　黄连　肉桂　升麻　大力儿　白芷黄柏　甘草

半水半酒煎。

内伤厚味及劳役与酒后乘凉浴水，邪入髀枢、环跳穴，左右积痰瘀血转成，宜青草苍柏汤微汗，服此不愈，恐疽将成者，急掘地坑，用火烧红，沃以小便，令患者赤体坐其上，以被席围抱下截，使热气熏蒸腠理开，气血畅而愈。

内伤生冷，饮食寒凉药物，血凝于内，饮食如常，宜脑疽类活命饮。如食少体倦者，用大头风类六君子汤加当归、藿香。

如因劳役伤食，右腿偏肿者，用鬓疽类补中益气汤。

内伤郁怒，肿痛如锥，赤晕散漫，先用脑疽类活命饮，次用疰腮类八物汤加柴胡、牡丹皮、山栀。

内伤劳役，两腿肿痛，寒热食少，此湿痰下注也，亦宜鬓疽类补中益气汤加半夏、茯苓、芍药。

两腿脓血疮甚，用苦参、皮硝各五钱，炆水洗数次，后用烟猪油搽擦，极效。

腿上一切寒湿疮，用鸽子粪煅过，为末干掺。如燥痛，加黄丹少许，桐油调敷。

手 足 部

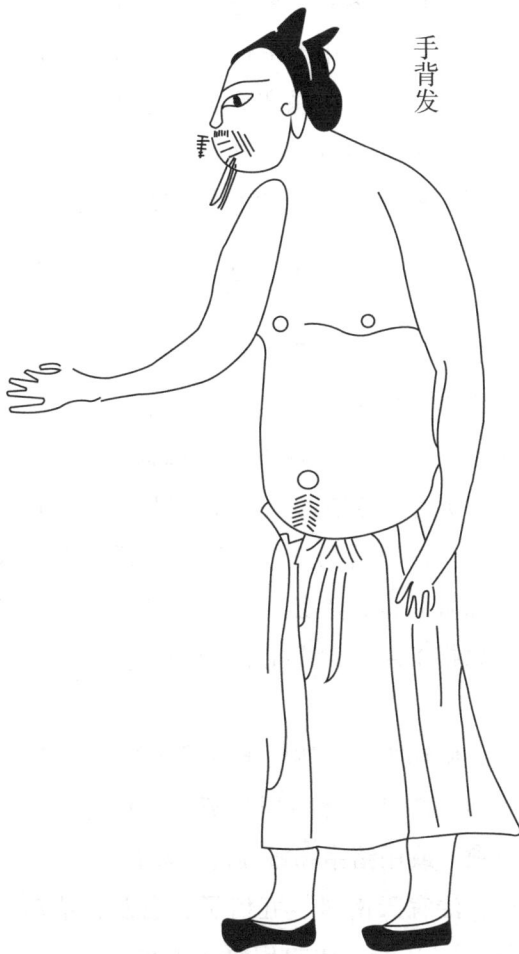

手背发

手疣附肩疽

疣又名手背发，此症属肝、胆、小肠经，患于手背及指间，或如黄豆大，或如聚粟，或如熟椹，拔之则丝长三四寸。要知不赤黑者治，其状黑者死。

凡人病手发，如风热血燥筋急者，宜耳疮内八味逍遥散加黄连。如因怒火而病者，用鬓疽内柴胡清肝汤煎服。如亡精肾枯筋缩，宜肾气丸之类。切忌寒凉降火之药及艾灸等症，若犯之则轻者反剧，重者大溃肿痛发热出血而死。慎之！慎之！江氏治手背发，用痰核内十六味流气饮，解毒生肌之药。

甲 疽

甲疽之症，乃毒气攻于手足指，胬肉裹上指甲，疼痛出血，疮中有虫。或因剔甲伤肌，或因甲长侵肌，遂成肿痛。

上症俱用绿矾五两，置铁板上，以炭火烘之，吹令火炽，其矾即溶，流出赤汁①者是真。俟流汁尽，去火待冷，取为末，色似黄丹，收之。先以盐汤洗，拭后用绿矾为君，入麝香少许敷之。重者用绿矾五钱，芦荟一钱半，麝香一字，为末，以绢袋盛药，纳所患指于袋中，线扎定，以瘥为度。

代指

指头先肿，焮热掣痛，然后于爪甲边结脓，甚者爪甲俱脱。治宜先用芒硝煎汤淋洗，然后用乌梅核中仁为末，米醋调成膏入指，溃之自愈。或用猪脂和蚯蚓捣烂敷之。

梭肚丫口，治宜天南星、五倍子、白及、草乌、大黄、酒曲、酒糟捣烂盖。又方，初起用野茅查兜炆熏，或酒糟半盏，

---

① 赤汁：敦本作"黑汁"，可参。

一一八

曲果四个，扛豆子半盏，醋半盏，共捣烂盖之。

天蛇头

蛇头疮，生手指上或足指上，疮旁一块开口肿痛是也。治宜用鸡蛋一个，略捣碎一窟，如指头大，将人言、雄黄各五分入于蛋内，然后以患指入于其中，浸一宿，次早更以蜈蚣烧烟熏病指，一二次即消。如痛甚，流血不止，用雄黄、蜈蚣、全蝎为末，搽疮上，以麻油抹帛上扎之。

又方，山砒霜醋炆熏，或先将麻油煎鸡蛋，卷手指一夜，次日用猪胆一个，将雄黄末三钱，人言末三钱，麝一分，入胆内，将指笼住一日，疼痛极甚，一日后去药胆即好。

蛇头臭烂久不愈，用窖霜为末，麻油调搽。

鹅掌风癣

治宜以川乌、草乌、何首乌、天花粉、赤芍药、荆芥、苍术、防风肉、地丁各一两，艾叶四两，煎水熏洗。一方用杏仁去皮尖、轻粉等分为末，猪胆汁调搽患处，炭火上炙二三次，将麦粒大的艾在大拇指尽处灸三壮，永远不发。

如多年不愈者，先用磁锋磨刮，次以蓖麻子一两，枯矾二钱，为末，桐油调搽，火烘极热，再以枣肉三两，水银五钱，枯矾三钱，捣烂如泥，每日擦手千余下，次以肥皂酒糟洗净十次，神效。更灸劳宫或内关一穴断根，神效。

又方，黄牛粪，晒干，并蓖麻子研，火上熏之，二炷香为度。

手瘊疮

发如豆梅，痒湿如豆汁，烂如浸淫疮之状，治宜以皂角、枯矾、轻粉、黄柏、黄连为末，麻油调敷。

红 丝 疮

红丝疮，乃因喜怒不常，血气逆行，而生于手足间。有黄疱，其中忽紫黑色，即有一条红丝迢逦血上而生，若至心腹，则使人昏乱不救，或有生两三条红丝者。治宜急以针横截红丝所到之处，刺之令其出血，以膏药贴上。或①嚼萍草根敷之，立愈。

手足肿毒

治宜芙蓉叶、草乌各三钱，天南星五钱，大黄、黄柏各二钱，酒曲三个及头酒糟捣烂，醋调敷上。

鸡爪风

手足不能摇动，不能举物者是也。治宜五加皮、海桐皮各一两，川乌面包八钱炙，牡丹皮、川芎、赤芍各五钱，干姜、肉桂各二钱。上为细末，每三钱水一盏，将古钱一文入清油浸，每贴入此钱同煎。如妇人病此症，用艾火在阴户尖处刚离一分灸，一丸即好。

牛勒风

是症手挛红肿，痛不能屈伸，有似牛勒样。治宜用四五枚布针，略蘸老虎药，针之即安。若溃而出脓，仍服十宜散之类，外熏洗，化毒生肌。

腋②双

是症受寒痰所发，胁下一核肿如鸡子大。治宜防风、当归、人参、小茴、土乌药、大茯子、南木香、川芎、桔梗、枳壳、粉草、乳香、没药、白芷、羌活、白芍、苏叶、姜煎斗服。如有潮加连翘，无潮加官桂，或用脑疽内千金托里散犹妙。

狐臭 即腋臊

耳内多湿，治宜密陀僧一钱，硇砂五分，枯白矾二钱，辰

---

① 或：原无，据致本补。
② 胁（xié 协）：腋下也，下同。

砂七分，铜青、白附子各一钱，共为细末，用皂刺煎浓汁调末，搽两腋下。夜静时，先用皂刺煎水洗净，然后擦药至一七，又将大甘草一两煎浓汁服之。外用甘草①末四钱，猪油调搽腋下，一日夜拔出身内臭物，再将枯矾一两，蛤粉五钱，樟脑一钱，为末，少许搽之，永去病根。

一方，黑铅二钱溶化，入水银二钱搅匀，白矾枯过三钱，铜青二两，共为末，先将黄荆子洗患处，后擦七次。

又一方，用佗僧一两，麝香半分，枯矾一钱，轻粉一分，细辛五分，共为末，用口涎涂擦，三日一次。

又方，每次用嫩黄荆表七个擦，擦后以小便洗，洗后用嫩松枝捣烂投腋下，每日一换。以小便频洗至一七日。又用田螺蛳一个，米泔漂去泥水，方入麝香八厘，硼砂一分，人言三厘于内，用碗盛之，至晚放在屋上，连露三四晚，用螺蛳水手蘸擦，四五日即效。

肩疽

痒而出水，负担者多生，用石灰二两火炒赤，倾于浓醋碗内，遂入水粉二钱搅匀，以鸡毛刷上，数次自愈。

① 甘草：致本作"甘遂"，可参。

卷之四

一二一

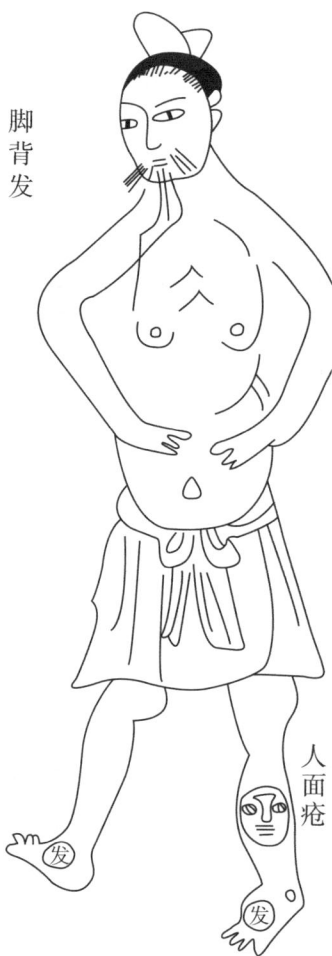

脚背发

人面疮

发

发

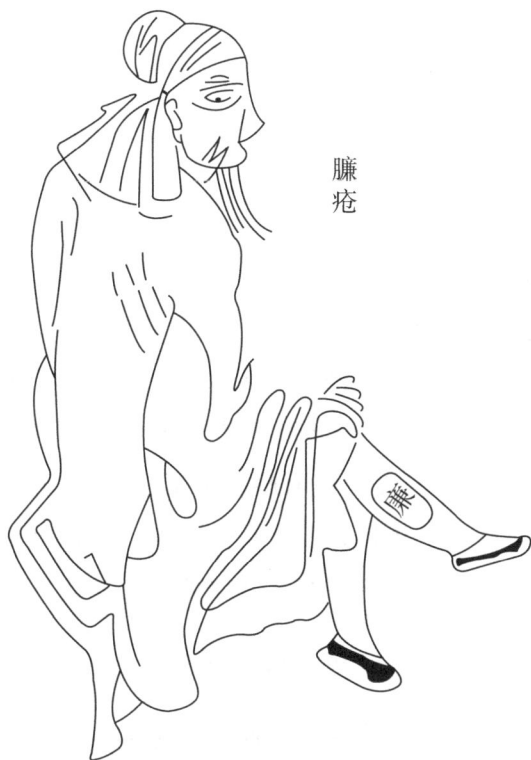

臁
疮

鹤　膝　风

鹤膝风症，乃足三阴亏损，风邪乘之，以致内热，减食肌
瘦，肢体挛痛，久则膝愈大而腿愈细，有如鹤之膝然。初起宜
用葱熨法以内消之寒热者，五积交加散加乌药、僵蚕。如已溃
者，独活寄生汤。脓清肌肉不生者，用疰腮类八物汤。

鹤膝风单方

用左缠藤三十余斤，锅内煮成膏，以酒调开，久服而愈。

祖传治两膝虚肿，或两足痿弱痛软，或沉重木痹，不能行
动，并痢后病此症者，先服槟苏散一二贴，治以大防风汤少加
附子主之。

槟苏散①

槟榔　苏叶各二钱　甘草　陈皮　木瓜各一钱　生姜　葱白
煎服。

大防风汤

当归　川芎　白芍　淮地黄　人参　黄芪　白术　羌活
防风　牛膝　杜仲　甘草

应圆制治合膝风②

用暗杉节、暗松节、茄根、海桐皮、真青藤、五加皮、羌
活、独活、当归、川芎、白芍、厚桂、黄芪、杜仲、牛膝、南
星、半夏、陈皮、枳壳、石南藤、细辛、秦艽、白苓、防风、
乳香、没药、木瓜、槟榔、甘草节、苍术、生姜，炊酒空心服。
不效再加川乌姜汁煮过、草乌切碎，滚浓茶泡过三次。

过　膝　风

夫过膝风症，右脚先病，愈而左脚复病，或左脚先病，愈
而右脚复病是也。治宜以人参、黄芩、牛膝、苦参、猪苓、当
归、茵陈、桑寄生、陈皮、防风、白术、知母、羌活、苍术、
独活、升麻、白术、甘草、生姜，酒煎服。

如虚兄传治膝头肿痛，用猪苓、泽泻、槟榔、小茴、牛膝
肉、薏苡仁各一两，石南藤、独活、杜仲各二两，木瓜一两半，
香附八钱，甘草七钱，为末，每空心酒调下三钱。

妇人月经不调，发热口渴，两膝肿痛者，用耳类逍遥散加
牛膝、杜仲、黄柏。

应圆制治风废脚痛不能动者，用当归、川芎、白芍、白

---

① 槟苏散：原作"槟榔散"，据致本及文义改。
② 鹤膝风：原作"合膝风"，据文义改。

芷、厚桂、枸杞、杜仲、故芷、木瓜、牛膝、防风、槟榔、防己、羌活、独活、苍术、乳香、没药、甘草、真寄生、薏苡仁、土乌药、土茯苓、僵蚕、虎胫骨各等分制过炊熟，南木香生研，同生酒浸药服，每早用鸡子下，外用牛胶二两，生姜汁一盏，乳香、没药各二钱，熬化绢片，上药贴痛处并肿处，神效。

鼓 槌 风

是症两脚痛如擂鼓然，治宜以地龙、防风、羌活、当归、牛膝、川乌、草乌、麝香、荆芥、白芍、虎胫骨、川芎、赤芍、灵脂、乳香、没药、白芷、山甲、紫金皮、柏子仁、骨碎补，共为细末，酒煮糊为丸，空心木瓜汤下。

人 面 疮

是疮似人面，眼口鼻全，多生膝上，亦有臂患者，乃冤业所致也，须清心悔过，作善禳保。内服痰核类十六味流气饮，外用贝母为末敷之，或敷生肌定痛末药，乃聚眉闭口，仍用生肌药并膏药敛口而愈。

肾脏风疮

是症初起两足，时热脚根作痛，多于内胫或臁上痒极，抓破成疮，如癣瘙痒滴脓水，久则能渐延开，失治延及两股，遍身者有之。如内症晡热盗汗，口燥咽干，吐痰体瘦，腰脚倦怠，治宜以肾囊类肾气丸为主，佐以四生散。

四生散

独活　黄芪　白附子　皂角各一钱

共为末，薄荷酒服。

又有遍身生疮，脓水淋沥，两腿尤甚，体倦作痒，经年不愈，乃肾虚火也，宜疟腮类八味丸主之。外治白胶香散。

赤石脂　枯矾各五钱　黄丹　没药　乳香　轻粉各二钱

为末，干掺或油调搽。

内外臁疮

初起用独脚乌柏或根叶、三七、生地、椐柴表、新茶叶共捣烂盖，每日一换，盐茶洗。不效或用蟑蛸、龙骨、乳香、没药、儿茶、黄柏末、血蝎各一钱五分，鲜猪油一两，轻粉五分，冰片三分，鸡子油五钱，黄白蜡各一钱，麻、桐油各半盏，枥油一匙。以上七味为细末，轻粉、片脑各另包，先将各油及黄白蜡溶化去渣，将七味入锅内熬沸数次，提起倾入碗内候略冷，将轻粉在内调匀极冷，将冰片在内摊膏，每毒但用一七则愈，一日一换。

应圆制治臁疮神方

用黄蜡四两，开化入黄丹一两，轻粉二钱，搅匀作隔纸膏，贴绢片紧扎，三日一换。每先以盐茶洗之，如贴膏肉白将愈，则以黄丹、轻粉为极细末，一掺即干水结盖，神效。

又臁疮作痛者，宜用诸般神膏类金华隔纸膏或四应膏，神效。疮作痛者，宜用五油隔纸膏。顽臁久不收口或烂疼臭秽，法当贴隔纸白玉膏，内服蜡矾丸之类，且翘足端坐，勿多行履，庶可痊愈。

裙 褊 疮

裙褊疮症，生于脚胫，或因物打扑而成。其疮口狭，皮肉极阔，皮薄如竹膜，极痒痛，终日黄水流，延蔓而生，甚者数十年不愈，又易染人，患者须忌房室则易愈。初起用塘内久浸过株叶贴数次，不效再用黄蜡二钱，麻油一两半火熬，后入飞过黄丹二两，细火熬成膏，随疮口大小摊膏，如铜钱厚贴之，或用四应膏亦妙。

妇人裙褊疮，用红花焙干、枯矾、五倍共为末擞。

向前疮

治宜黄连五钱，牡蛎火煅三钱为末，井水调敷。或用松香、黄蜡溶化为膏贴，以绢巾紧扎，盐茶洗，一日一换，七日痊愈。

脚肚上疮

初如粟渐大，抓搔不已，成片黄水流出，痒不可忍。先用贯众煎汤淋洗，后用百药煎为末，津唾调敷，自外而入。

脚疮肿痛作痒，抓破汁流，或打扑成疮，治宜猪屎火煅、槟榔各五钱，片脑一分，花椒、龙骨各三分，有脓水加轻粉一钱。湿则掺，干则麻油调搽。

脚 跟 疮

脚跟疮症，乃督脉发源，肾经过脉。内因饮食起居亏损足三阴所致，或被犬、兔所咬而成也。是症漫肿食少者，宜鬓疽内补中益气汤；咳嗽吐痰者，宜疿腮类八物汤加芪桂，或八味丸。外治视病而施，若久不敛口，滴尽气血必死。

螺 蛳 发

初起者宜用石螺蛳打烂盖，或用小田螺烧灰一两，大黄一两，硫黄末五钱，轻粉三钱，乳香、没药各五分。将黄蜡二两熬化，调前药作隔纸膏贴。或以万应膏久贴，后撒生肌散。俱内服痰核类十六味流气饮，加减煎服。

螺蛳骨肿痛不可忍者，外用生姜、葱白醋捣烂，敷患处。内以当归、川芎、土乌药、木瓜、槟榔、海桐皮、秦艽、独活、中桂、苍术、威灵仙、黄柏、生姜、苏叶煎服。

螺蛳因跌破成毒，红痛肿烂，用细茶嚼烂，并将芝麻嚼烂盖。如此二次肉白，将麻茶、百草霜煎水洗，或麻茶、百草霜为末，桐油调搽。

踝①上先一孔，约深半寸，至下半日疼痛异者，此湿毒注成漏也。用人中白或人中黄炙出水，滴入疮口。

脚 发

脚发之症，生足掌或指缝间。色赤肿痛脓稠者，属足三阳湿热下注，易治；微肿脓清者，属足三阴亏损，难治；若黑黯，不肿痛不溃脓，烦热作渴，小便淋沥者，阴败未传，恶症不治。

治法：湿热下注者，先用隔蒜灸法及脑疽类活命饮，以解蕴毒，次用鬓疽类补中益气汤加小茴、故芷，以补精气。如三阴虚者，初起用方括内托里消毒散或托里散，加牛膝、槟榔、杜仲，溃后用鹤膝风内大防风汤或痄腮类八物汤，加芪桂。阴虚足心热者，用当归、川芎、白芍、地黄、知母、黄柏之类。

脚 背 发

是症又名脱疽疔，原因膏粱房室损伤脾肾，或先渴而后发，

---

① 踝：原无，据致本补。

或先发而后渴也。轻者，色赤作痛，自溃可治，先用隔蒜灸，内服脑疽类活命饮或败毒散，加银花、白芷、大黄。如痛止，用托里散；挟气者，用痰核类十六味流气饮；下虚者，用八味丸或八物汤加芪桂。重者，色黯不痛，先用隔蒜灸，更服补药固内，则恶肉不致上侵，庶可保生。

又有外涂生肌凉药，内服克伐兼犯房室，则患处不溃不痛，色黯上延，亦多致殒。重者须用利刀解去其筋，则筋骨出而毒得泄。又甚在指则斩去其指，在肉则割去其肉。外治用桐油及无名异煎一沸，入花椒一勺，看疮大小，蓼花在内同煎浸一七，后单以此药贴疮上即安。

嵌　甲

夫嵌甲之症，多因靴窄研损，爪甲陷入，四边肿焮，黄水流出，浸淫相染，五指湿烂，渐渐引上脚趺，疱浆四起，如汤泼火烧，日夜倍增，不能行动。

治宜以陈皮浓煎汤浸，良久甲肉自相离开，轻手剪去肉中爪甲，外用蛇蜕一条烧灰，雄黄四钱，为末干掺，干者香油调敷。与甲疽条参治。

甲生肉刺

是症手足甲忽然长，倒生肉刺，如锥痛不可忍，治宜用葵菜多吃自愈。

靴打成泡，治宜以井水调生面糊贴，过夜即干，不可穿破。或用水浸过新松树嫩皮贴。

脚指丫疮湿烂，治宜以枯矾三钱，黄丹五分，为末掺之。或鹅掌①黄皮烧灰掺之。

---

① 鹅掌：原无，据致本补。

一人病梅疮后，脚指丫生疮，湿烂臭秽，予用象皮、徽墨、枯矾、胆矾炒过、黄丹为末，擞数次而愈。

指缝搔痒成疮，血出不止，治宜以多年粪桶箍篾，烧灰敷之。

指上及指缝中沙疮烂者，治宜先以盐茶洗，洗后用燕窠泥略炒和黄柏为末，香油调敷，痛者加乳香。

脚上松皮烂疮，治宜用黄柏、黄芩、黄丹各一两，大黄四钱，防风一两，滑石一两，樟脑、枯矾、松香、水粉、雄各四钱为末，木油、枥油、黄蜡溶化调搽。

脚疮似松皮烂，单痒出水，用桐叶水煮，将叶裹脚，叶干又换。

脚疮似松皮烂，单痛不痒，流水不干，用山上经过久霜露牛粪烧灰，麻油调搽。

脚疮作痛，治宜以乳香、没药、轻粉各二分，儿茶五分，片脑半分，水银一分，共为末，用蜡三钱同青油少许溶化调搽。如疮口大红痛，先宜用臭桐炆水洗，后擞前药。

两脚生疮甚者，治宜用胰子油一斤，以川黄连二两同炆酒，空心服。外贴五油膏，或先以杨带龟、金银花、嫩枫叶、苦参煎水洗，后用黄连一钱二分，黄柏一钱，黄丹、大黄、螵蛸各一钱半，冰片一分，共为末擞。

脚上风疮肿毒，治宜以防风、当归、白芷、黄芪、独活、苍术、牛膝、防己、川乌、草乌茶炆过、石南藤、五加皮、何首乌、南木香生研、槟榔、木瓜、威灵仙、大甘草，姜、枣煎，空心酒斗服。

脚疮有孔出水，治宜用贝母一钱，雄黄二钱，白矾枯过二钱，共为末擞，每以苦茶先洗。

远年烂脚，治宜用老松树皮、烂牛皮、凤凰窠、黄竹箸、蛇蜕各烧灰、独脚乌桕根、蛇床子、硫黄、雄黄各为末，木油调涂。或隔纸膏、白玉膏亦妙。又方，用桃叶面包七次，应用白蟹叶贴即愈。

脚因石磕破成疮毒，治宜用青龙粪，瓦焙干，为极细末，桐油调搽。

脚垫毒，是症人脚走长路，被石子脚底垫肿，不能行走，痛不可忍。治宜用旧草鞋浸尿桶内一夕或半日，外用新砖烧红，将浸草鞋放砖上，以肿脚踏定，火逼尿气入里即消。如走长路脚肿痛者，用此法亦妙。

远行脚上打损，用杂草烧镬①锈②，和饭粘研成膏贴之，用纸封上。若打泡用油线穿过，两头剪断，亦用镬锈饭粘贴之。

远行脚心肿痛，用蚯蚓敷肿处，高阁起脚，一夕即愈。

脚疗，俗云鸡眼睛，男妇多有。但用福州碱水浸蜈蚣末，调搽鸡眼上，即时自落，神效。

脚出汗，用白矾、干葛煎③汤频洗。

---

① 镬（huò 或）：古代的大锅。
② 锈：原作"绣"，据文义改，下同。
③ 干葛煎：原无，据致本补。

遍身部

遍身流注

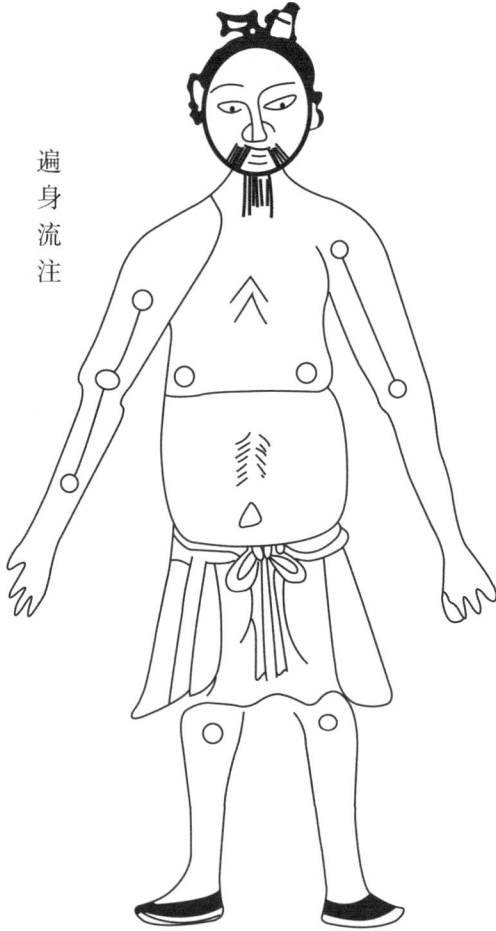

流　注

流者，行也；注者，住也。或结块，或慢肿，皆因素有痰火或外感风寒，邪气流行，至其痰注之处而发。或内伤郁怒，以致痰火聚发；内伤房室，阴虚阳气凑袭逆於肉理而成；或内伤劳役，饮食搏动而发；或跌扑闪挫，一时气逆血凝而成；或产后恶露未尽，复被感伤凝注，多生四肢或胸腹腰臀关节之处。

初起宜用葱熨法，实者用痰核内十六味流气饮，虚者大头风内六君子汤加芎归，或鬓疽内补中益气汤加木香、枳壳选用，令其自溃自消。若溃久不敛者，纵有表邪，只托里为主，以疔腮内八味丸、八物汤加芪桂，或脑疽类托里益气汤，更佐以豆豉饼，祛散寒邪，补接阳气。脓成以火针破之，内有脓管，以赤插入腐之。

应圆制治流注初起者，但毒在上，以升麻为主；毒在下，以羌活、牛膝、木瓜为主。佐以土赤芍、川黄连、白芷梢、何首乌、旧枳壳、小茴香、土乌药、当归尾、川独活、大粉草，半水半酒煎，以葱根泡服。

瘭疽又名蛇瘴

是症烟瘴地面多有之，先作点而后露肉，四畔若牛唇黑硬，小者如粟如豆，剧者如梅如李。发无定处，或臂或臀，或口齿或肚脐，多见手足指间，赤黑青白，色变不常。根深入肌，走肾游肿，毒血流注，贯串筋络，烂肉见骨，出血极多，令[①]人串痛狂言，痛入于心即死，突出于外肾亦死。原因感受恶风入于脉理，或烟瘴地面伤寒疟后及感触蛇毒所致。二十以后四十以前，皆积伤之毒入胃壅聚而成；四十以后六十以前，乃血闭不壅热积血得之。

治宜宣毒行血，用瓜蒌根酒煎，入乳香、没药、五灵脂、皂刺等分，以下其毒。次用清心行血之剂，如系蛇毒，赤足蜈

---

① 令：原作"合"，据致本改。

蚣最妙，雄黄、白芷次之。或蜡矾丸，冷酒入麝香送下。外用荆芥、白芷、川椒、葱白煎汤，入盐俟汤温，自手臂上荡①下，一日三次。其瘰疽毒气走，肿所至处，宜紧系之。自手发者，毒走至心；自足发者，毒走至肾不救。各有小红筋，寻其筋之住处，灸三炷即瘥。经云：在指则截，在肉则割。恐毒气入心，入腹令人烦躁，呕噎昏闷。或疮出清水秽汗者，肾极虚也，死人至速。此疮极虑引风，痈疽开一寸则一寸引风，非必风入于其中，风邪袭虚，则肉烂透骨，恶血横流，宜南星、半夏、白芷梢，最能去风，可以频敷，其诸疗理，推广痈疽，法度行之。

痼 发

凡疮气血相搏，有头有面；风邪内作，无头无面。若痼无头无面，瞅里开疮，低贴肌肉，走注牵连，生于手足或掌心、或腰腿、或臀下伸缩之处。初起浑身壮热，手足不遂，憎寒头痛，虚渴多汗，呕逆，四肢沉重，较之诸发烦渴为甚。或肿毒已平，数月后复于他处大发，但作肉色微带淡红，终不能救。大要培养内气，以防滑泻，如疮出米泔汁者必死。治与痈疽类推。

疖 毒

疖毒之症，多内因饮食热毒，外感寒气暑气而成，治者亦宜详因而施。疖毒内消，治宜以当归尾、赤芍梢、白芷梢、防风肉、石乳香、真没药、穿山甲炒成珠、连翘，酒煎服。如疖毒在上，加升麻；或以黄柏二钱半炒，五倍子五钱炒，共为末，醋

---

① 荡：冲洗。

外
科
百
效
全
书

一
三
四

调敷留口。

如疗毒生于脚腿肚上俱有者，宜川牛膝、薏苡仁、川羌活、川厚朴、杭白芍、尖槟榔、官桂、苍术、海桐皮、陈苏梗、南木香、大甘草，酒煎服七八贴而愈。

如暑月男妇小儿满头生疗，治宜用香茹、扁豆、白芷梢、厚朴、黄连、羌活、防风、连翘，煎服四五贴，或外用木槿花捣烂敷之。

如疗毒痛肿，不用刀针，只以新鹅生的卵壳，烧灰存性，醋调涂，自破出血。

如疗毒脓欲出不出，宜以敷盐柴根、老鸦蒜二味，炊水熏口上即出脓。

如疗毒脓不干，宜用蕹菜打烂，同蜂蜜调敷四弦。

疗毒外治总方，用芙蓉叶、白马屎、白芷、山枇细叶①、松木皮共为末，水调搽。

软疗，用陈旱②占谷存性，为极细末。有水干擦，无水麻油调搽，不过五六次即愈。

又方，用鲩鱼牙齿烧灰，麻油调搽。或独子肥皂去子，入盐于内，火烧过，为末，麻油调搽。

又方，用筛过石灰炒赤与枯矾及糯米饭，捣烂搭上。如多年不愈者，用猪颈上毛、猫颈上毛各一握烧存性，鼠尿一粒，轻粉少许，共为末，清油调敷。

癞风 即疠风，又名大麻风

是症受天地间肃杀风气，酷烈暴悍，最为可畏。一因风毒，

---

① 山枇细叶：致本作"山枇杷叶"，可参。
② 旱：致本作"枣"，可参。

或汗出解衣入水，或酒后当风；二因湿毒，或坐卧湿地，或冒雨露；三因传染。然未必皆由外也。内伤饮食，热毒过甚，大寒大热，房劳秽污，以致火动血热，更加外感风寒冷湿而发。初起身上虚痒，或起白屑紫云如癜风然，或发紫疱疙瘩流脓。上先见者，气分受病，上体必多；下先见者，血分受病，下体必多；上下俱见者，气血俱病，从上而下者为顺风，从下而上者为逆风，但从上从下以渐来者可治，顿发者难愈。治失其法，以致皮死麻木不仁，脉死血溃成脓，肉死割切不痛，筋死手足缓纵，骨死鼻梁崩塌。与夫眉落眼昏，唇翻声噎，甚则蚀伤眼目，或腐烂玉茎，挛拳上肢体①，病至于此，天刑难解。

应圆制治大麻风，初起先用乌药叶，捣烂炒热，遍身久熨。又用苦楝根、杉木根、茶叶、樟叶、茱萸②、土乌药叶，每煎水遍洗，便觉疾减一半，只服后药。防风肉、荆芥穗、净连翘、白蒺藜、金银花、海桐皮、白鲜皮、何首乌、真青藤、蔓荆子、威灵仙、皂角刺、石菖蒲、土牛膝、宣木瓜、薏苡仁、大枫子、川续断、土苦参、胡麻仁、当归尾、白芷梢、川黄连、赤芍梢、川独活、北柴胡、大甘草，渴加天花粉、甘草少下，余均合。不记贴数，每参醇酒同炊③多服，切忌盐并各毒物。若有疮口，用苍术、荷叶同为末，涂上自愈。

如虚兄传治疬风症，眉毛脱落，鼻梁倒塌，遍身生癞者，治宜圣化丹④。

川芎　防风　荆芥　羌活　独活各一两　胡麻炒　苦参去皮

---

① 挛拳上肢体：致本作"拳拳肢体"，可参。
② 茱萸：致本作"茱萸叶"，可参。
③ 炊：致本作"炒"，可参。
④ 丹：原无，据致本及下文补。

金毛狗_{去毛} 牙皂_{去皮核} 当归_{各一两半} 蝉蜕 僵蚕_炒 全蝎_{去头足尾} 何首乌_{去皮，蜜炒，各一两二钱} 白芷 苍耳草_{熏，各五钱}

上为细末，大枫子二斤_{去壳捣烂如泥}，同药和匀，将陈米饭打糊为丸，如梧实大，每服四十至五十丸。如病人身上浮肿，眉上痒不止，或是风气攀睛，手足拘牵，先服此药一料，用青茶送下，日进四服。或妇人四肢麻痹，手刺痛，腿膝生疮，先服夺命丹一料，后服此圣化丹，服药后十日瓦锋面上放血，次于膊上放血，后于腿脚放血。而遇天气清明，五六日放一次，量病轻重，不可乱放血。若妇人，多破血无妨。

祖传，用木鳖子_{炒泡}、草乌_炒、老公须_炒、川乌_泡、细草①、青木香、大黄、肉桂各一两，当归_{酒炒}二两，雄黄三钱，蜈蚣一条_{酒炙}，青竹蛇一条_{酒炒}。上为细末，酒打糊为丸，如桐实大，每服五十丸，白汤送下。

王氏传，用川芎、生地、当归、赤芍、白芷、羌活、威灵仙、僵蚕、蒺藜、蝉蜕、天麻_炒、黄柏、乌药、荆芥、穿山甲、防风、雄黄、胡麻子_炒、石菖蒲、金银花、五灵脂各五钱，川乌_{煨过}四两，皂刺_炒半斤，草乌_炒、全蝎、大枫子、苍耳子各一②两，蜈蚣一条，白花蛇一条_{酒炙}。上为细末，老米打糊为丸，如梧实大，每服五十丸，酒汤下。

吴氏换肌散

治癞风年深不愈，以致眉发脱落，鼻梁崩损，重者方可服之。

乌梢蛇_{酒炙} 白花蛇_{酒炙} 地龙_{各三两} 天麻 细辛 白芷

---

① 细草：致本作"细辛"，可参。
② 一：原无，据致本补。

蔓荆　当归　苦参　甘菊花　荆芥　威灵仙　川木贼　紫参
沙参　甘草炙　不灰木　天门冬　赤芍药　川芎　胡麻　定风
草　何首乌　紫菀　蒺藜　石菖蒲　苍术　木鳖　草乌各一两

共各制过为末，每以五钱数，温酒调服。

梅　疮

杨梅疮症，由肝肾脾内风湿热之毒，间有天行湿毒传染。
但形如杨梅，嫩红湿烂，痒痛属心，多生乳胁。形如鼓钉黄豆
者属脾，多生满面，谓之大风豆。形如绵花属肺，多生毛发。
形如紫葡萄，按之紧痛者属肝肾，多丛生豚臀及筋骨之处。如
发于鬓、颔、口、鼻、谷道边者，属阳明及少阳、太阳。如发
于足胫、阴茎、胁肋者，属肝肾及太阴。太抵上先见者，气分
受病，上体必多；下先见者，血分受病，下体必多；上下俱见
者，气血俱病。

初起即服方括内防风通圣散一贴，去麻黄，用硝黄以去内
毒。待胃气稍定再以一贴，去硝黄，用麻黄发汗以去外毒。以
后用薏苡仁、归尾、川芎、牙皂、荆芥、银花、木通、牛膝、
鲜皮、羌活、独活、木瓜、防风、甘草各二钱五分，土茯苓一
斤半，分作六大贴，酒水同煎服。外用轻粉二钱油纸包，置豆腐内
久炊，银朱一钱油纸包，置绿豆粉裹内炊，水粉①五分置倾银小锅内煅
至黄色，胆矾三分生，杏仁二十个去皮，火纸捣去油。共为末，或
麻油或猪胆汁调搽。

应圆制治梅疮神效方，用红花、防风、天花粉、金银花，
每贴土茯苓四两同煎，空心服。外用杏仁、半夏各一钱，轻粉

---

① 水粉：致本、宏本作"铅粉"，可参。

二钱为末，猪胆汁调搽。如生在玉茎上烂而痛者，仍先服下药二贴，后服川萆薢三两，金银花二钱，山慈菇二钱，红花、紫草各一钱六分，乌梅四个，共分作四贴，每贴用灯心同煎服，外用杏仁去皮尖、龙牙即龙骨，但如牙者是也、轻粉各一钱，冰片七厘，共为末，湿则擦，干则用猪脚上火筒骨髓调搽。如疮似靴钉及掩盖厚者，用人言一钱为末，以小红枣去核捣烂，包人言入炭火内煅过为末，猪胆调搽。

如虚兄传水火丹

牙硝、青矾、白矾、淮盐各一两，水银五钱，朱砂、硼砂各一钱半，冰片半分，共研如泥，不见水银星为度。用银铺沙窝一个烧红入前药，溶化起泡，掣开待冷，用粗大碗一个，将砂窝覆于碗内，以火纸作条塞四围，用瓦打破取三角，四围排布周密，以炭倾四围堆过砂窝，又用脚盆注水，将大碗置盆内，水浅大碗半寸许，即发火扇红。俟盆内水热住火，候砂窝冷，取去砂窝，起大碗上丹砂收贮。每用三分捣饭为丸七粒，每日一丸，姜汤送下。外仍用此药，浓细茶调搽，治梅疮神效。

如梅疮烂成窟者，用儿茶、小儿骨、芙蓉叶各五分，赤石脂三分，朱砂三分，轻粉、乳香、没药各二分，蜈蚣烧过半分，共为细末擦，但每先宜苦参、荆芥、花椒煎水洗。

如生梅疮，服药百余剂还有二三枚不得愈者，用好膏药一两溶化，入铜青、胆矾、儿茶、朱砂各一钱，为细末，搅匀抹厚皮纸贴之。

如病梅疮，服土茯苓大便紧闭者，用川椒灌公猪大肠内，线扎两头炆熟，去椒服汤肠。

如梅疮传经络，作筋骨疼痛，用川芎、当归、熟黄、白芷、木通、牛膝各一两，白术八钱，皂角、厚桂、槟榔各五钱，土茯苓五两，同煎。上午服三碗，下午服三碗，服至二十日自愈。

但疮愈时，若体厚实者，用防风通圣散加减调理。若体薄虚者，用当归、熟黄、白茯苓各一两，荆芥、鲜皮、干姜、苍术各八钱，川芎、白芷、肉桂、木通、木瓜、黄芪、白术、桔梗各七钱，赤芍、厚朴、牛膝、麻黄、皂角仁各五钱，粉草三钱，姜枣煎，分作数贴服，以此调理断根。

梅　毒

杨梅毒症，乃因失治，久则风毒深入经络，或挟湿而成顽癣，或气血虚败而成漏，或误服轻粉、水银及不遵禁戒而成风堆肿烂，流脓出汁，谓之痈病。至于此，亦有蚀伤眼鼻，腐烂玉茎，拳挛肢体，与癞无异。

祖传，杨梅结毒用当归二两，牛膝一两在脚倍加八钱，龙骨煅存性、生地黄八钱，牙皂七钱，防风、荆芥各一两，金银花一两二钱净，沉香老五钱、少七钱，土茯苓五斤。上切片，分作十八贴，服三贴，又服九贴。后远服九贴，服二贴间二日，每贴用水四碗，煎二碗，分作四处服之。但先宜花椒、葱、茶、苦参煎水洗之，药完痊愈，妙不可言。

如虚兄传五宝散，治梅毒如神。用珍珠、琥珀、冰片各四厘，钟乳粉一分一厘，朱砂一分六厘。先将土茯苓四两切碎，炊极浓汁，入炒过飞面一匙，再炊调前末药四厘。疮在下，空心服；疮在上，饭后服。外用五倍、皮硝煎水洗，洗后撖解毒生肌之药，贴太乙膏。

应圆制治梅毒风漏，筋骨疼痛，远年不愈，用冷饭团二钱，白鲜皮、防风、荆芥、五加皮、威灵仙、木瓜各一两半，白芷、当归、川芎、白芍、生黄_{酒洗}、地骨皮、寻枫藤、川牛膝_{酒洗}、黄连、甘草、白茯苓、槐花_炒各一两，杜仲二两_{炒断丝}，皂角子三十，白牵牛三十个。分作十贴，每以水一盏，酒半盏，煎至半盏样。病在上，饭上服；在下，食前服，每日一服。如初服三五贴，其疮肿似前，是托出其毒。轻者十贴，重者二十贴，仍以药渣晒干，煎水洗，但切忌房事、生冷、炙煿、毒物。

黄氏传梅毒漏癣，头胸烂成大孔，用青鱼一尾，五月五日午时破劈肠屎，将豨莶草子放满腹中，外以水数升同入锅，煮熟去皮食之，连服三五次即愈。

允皋传拈痛散，治远年近日生过绵花、杨梅等疮，结毒五年十年烂见骨者，起泡疼痛，行步艰难。用防风、荆芥、连翘、皂角、麻黄、生地、熟地、牙硝共为细末，用土茯苓二两半，每日服二贴，服至七日见效。

江氏传梅癫，用白砒一两，水银一钱，老姜二两_{取汁}，老鸦蒜半斤_{取汁}，山药半斤_{生的}。三味共研烂取汁，先擂烂砒，共水银入汁内，用瓦罐盛，将铁灯盏盖口，用铁线缚紧，将泥涂裹，文武火升，以一炷香尽为度。后用原药为丸，白砒分半，芝麻七分，辰砂三分，雄黄四分，百草霜一钱，灵药二分，各药共为末，炼蜜为丸，做成十四个，每服一丸，白汤送下，神效无比。

体圆弟传治远年梅毒风症^①神方，白芍、威灵仙、石南藤、山慈菇、甘枸杞、独活、羌活、木通各八钱，荆芥、白芷梢、槟榔、天麻各七钱，黄芪、胡麻仁、连翘、宣木瓜、苦参、薏苡仁、土牛膝各一两二钱，金银花、当归、土五加皮、防风各

---

① 风症：致本作"风癣"，可参。

一两，麻黄一两六钱，白鲜皮、川芎、甘草各六钱，蝉蜕九钱，条芩一两半，牙皂五钱。共为粗末，每日用药末五钱及土茯苓二两，用大火①炆服。

梅癣外治，用生白果肉、杏仁、食盐捣烂，爬破频擦。或乳香、没药、龙骨、全蝎、轻粉、人言、雄黄、巴豆为末搽擦。

如杨梅风毒及误服轻粉以致瘫痪，筋肉疼痛，不能动履，或坏肌伤骨者，宜仙遗粮汤。

仙遗粮汤

土茯苓一两　木瓜　防风　薏苡仁　木通　白鲜皮各五分
皂子四分　金银花六分

共合一大剂煎服，服至半月有效。如气虚者加参芪，血虚者加芎、归、熟地、牛膝，肺热去土茯苓，倍薏苡仁、金银花。

如病梅疮后肿块成痈，宜仙遗粮丸。

仙遗粮丸

茯苓一斤　防风　木通　薏苡仁　防己　白茯苓　金银花
木皮②　鲜皮　皂刺各五钱　白芥子四钱　当归身

为末，蜜丸或浸酒服。切忌生冷鱼鸡煎炒茶酒房室，一月余日。

王氏传一扫光，专治梅疮风癣，男妇疥癞神方。

白砒一钱，硫黄四钱，俱碾为末，用生猪膏拌匀，将纸卷定，以麻油灯上燃着取油，调后项药末。轻粉一钱，水银一钱，斑蝥去头足，藜芦一钱，槟榔一钱，磨制死水银、白附一钱，和

---

① 大火：致本作"大罐"，可参。
② 木皮：宏本作"木槿皮"，当从。

均搽上即愈。

天 疱

　　天疱疮症，内多白疮①，按之不紧，形如鱼泡，乃由风湿热毒所致，小儿亦多患之。治宜以防风通圣散加减服，外以马钱子、白及、青木香研水搽，或蚯蚓粪略炒为末，香油调搽，或白果捣烂搽之，神效。

---

　　① 白疮：致本作"白水"，当从。

卷之五

疗 疮

夫疗疮者，皆由脏腑积受热毒，邪气相搏于经络之间，以致血气凝滞，注于毛孔手足头面，各随五脏部分而发也。其形如栗米，或疼或痒，以致遍身麻木，头眩寒热，时生呕逆，甚则四肢沉重，心惊眼花。盖疗肿初发热，突起如疗盖，故谓之疗。疗疮含蓄，毒气突出寸许，痛痒异常，一二日间害人甚速。《内经》以白疗发于右鼻，赤疗发于舌根，黄疗发于口唇，黑疗发于耳前，青疗发于耳下，盖取五色以应五脏，各有所属部位而已。然或肩或腰或足，发无定处，如在手足头面骨节间最急，其余尤可缓也。

近世多见因食灾牛疫马之肉而成此症，其形有十三种，皆以形而名之耳。一曰麻子疗，始末极痒，忌麻子油，犯之多不救。二曰石疗，三曰雄疗，四曰雌疗，五曰火疗，六曰烂疗，七曰三十六疗，八曰蛇眼疗，九曰盐肤疗，十曰水①洗疗，十一曰刀镰疗，十二曰浮沤疗，十三曰牛狗疗。惟三十六疗最为可畏，其状头黑浮起，形如黑豆，四畔大赤色，今日生一，明日生二，后日生三乃至十数，尤为可治。若满三十六，则不可治矣。又有所谓红丝疗、鱼脐疗之类，其名甚多。其红丝疗者，或生手足间，有红丝一条，急宜用针刺断，不然其丝入心，必难治矣。鱼脐疗者，状如鱼脐也。

---

① 水：原无，据致本补。

凡疗疔疮①，皆宜刺疮中心至痛处，又刺四边十余下，令去恶血，乃以药敷之，仍服蟾酥丸之类发汗。诸疔名目虽多，其治法略同，如身冷自汗，呕逆，燥喘狂喝，妄语直视者，皆毒气攻内，不可治矣。

祖传飞龙夺命丹

治疔疮发、脑疽、乳痈、附骨疽一切无头肿毒恶疮，服之便有头，不痛服之便痛，已成者服之立愈。此乃恶症药中至宝，危者服之立安。

雄黄二钱　朱砂一钱，为衣　轻粉五分　血竭一钱　乳香一钱没药一钱　蟾酥二钱　铜绿二钱　胆矾一钱　寒水石一钱　麝香五分　片脑五分　蜈蚣一条，去头足　蜗牛二十一个

上为末，先将蜗牛连壳研如泥，和为丸，如绿豆大，如丸不就，入酒打面糊丸之，每服二丸。先用葱白三寸，令病人嚼烂，吐于男左女右手心，将药丸裹在葱白内，用无灰热酒三四盅送下。于避风处以衣盖覆之，约人行五里之久，再用热酒数盅以助药力，发热大汗为度。如重者无汗，再进二丸，汗出即效。如疔疮走黄过心者，并出冷汗者难治。病人不能嚼葱，研烂裹之。疮在下，食前服；疮在上，食后服。忌冷水、王瓜、茄子、油腻、鸡鱼肉、湿面一切发物不可食。

外治，轻者单蟾酥为末，以白面和黄丹搜作丸，如麦米大。用针挑破针头②，以一粒纳入，神效。重者赛金丹，危笃者用提疔锭子。

---

① 疔疮：原作"疔疔"，据致本改。
② 针头：诸本同，《医学入门》作"疔头"，当从。

赛①金丹

明矾四两溶化，入金丹二两，银钗搅之，慢火熬令紫色。先以针周回挑破，用津液调敷数度，无令疮干，其疔即溃。如不溃，入信一钱，雄黄、硇砂各五分贴之，治一十三种疔疮如神。

提疔锭子

用雄黄、朱砂各二钱，青盐、砒霜、白丁香、轻粉、斑蝥各一钱五分，蟾酥、麝香各一两，蓖麻子二十个。上为末，用黄蜡溶化和丸，梧实大，捻作锭子。将针刺破疔头，放一个于疔上，又刺四边令血出，水粉膏贴之。

凡暴死者多是疔毒，急用灯照遍身，若有小疮宜急灸之，并服前飞龙夺命丹，亦有复醒者。如偏僻之处药难导达，惟灸有回生之功，若专疏利表散者危。

多 骨 疽

夫多骨疽症，由疮久溃，气血不能营患处，久则腐烂骨脱出肉外②。治宜补脾胃，壮元气，以疰腮类八物汤加芪桂。外以附子饼灸，或葱熨法祛散寒邪，补接荣气，则骨自脱疮自敛。若有气亏者，其骨渐肿，荏苒岁月，溃脓出骨，亦当用葱熨法。若投以克法，则真气益虚，邪气益甚，鲜不有误。

翻 花 疮

翻花疮症，因疮将敛，原气虚弱，肝火血燥生风，翻一肉

---

① 赛：原作"寒"，据致本及文义改。
② 肉外：原无，据宏本补。

突如菌，大小长短不一，治宜内服疳腮类八物汤，倍参芪归术。出血乃肝不能藏，脾不能约，宜鬓疽类补中益气汤，加五味、麦门冬。有怒火者，宜耳类八味逍遥散。若用风药，速其亡也。汗多必然发痉，危哉！

外治宜藜芦一味为末，猪油调涂，周日一易，须候元气渐复，脓毒将尽涂之，则胬肉自入。不然虽入复出，若误用针刀火灸，其势益甚。或出血如注，寒热呕吐等症，急补脾胃为善。若似蛇形长数寸者，用雄黄末敷之。

蜗 疮

夫蜗疮之症，生手足间相对，如新茱萸，痒痛折裂，搔则黄汁淋沥，有孔如蜗，久而生虫。

治宜杏仁、乳香各三钱，硫黄、轻粉各一钱半，为末，用麻油三钱，入黄蜡五钱溶化，入前末煎搅成膏，去火毒，瓷器收用。

又方，用燕窠取抱子处土，为末干掺，每先用白芷大腹皮汤洗净，然后敷药。

走 皮 风

夫走皮风症，面忽烂红而出水，延至胸手俱生红点如豆疹。治宜先以老鼠茨根刮皮炆酒服，以消其红。如面上烂处，只将生地黄汁鹅毛刷上，再内多服防风、荆芥、连翘、蒺藜、黄连、玄参、牛蒡子、金银花、归尾、土芍、白芷、粉草。

走皮癪疮

夫走皮癪疮之症，生满颊项，发如①豆梅，痒而多汁，延蔓两耳，外内湿烂。治宜先以桑寄生、桑根皮各一握，白芷、黄连各少许，煎汤以绵蘸洗，候恶血出尽拭干。次用皂荚、麻竹箨俱烧存性、黄柏、黄连、樟叶、白芷各等分为末，麻油调搽，忌醋。

侵淫疮

夫侵淫疮症，初生甚小，先痒后痛，汁出侵淫，湿烂肌肉，延至遍身。若从口发出，流散四肢者轻；从四肢发生，然后入口者重。治宜每先以苦参、大腹皮煎汤洗，次用苦楝根（晒干，烧存性）为末，猪脂调敷，湿则干掺。

月蚀疮

夫月蚀疮症，随月盛衰，生耳②鼻面间及下部诸窍，宜枯矾、轻粉掺。

白蛇缠

是症有头尾，俨似蛇形，或③前胸生至后背是也。初起宜隔蒜于七寸间灸之，仍用雄黄为末，酒调服之，再以雄黄为末，醋调敷。或内服三黄丸，外用蜈蚣烧灰，麻油调搽。

蛇皮疮，治宜以松香一两，白桐子六个，捣烂搽，妙。

---

① 如：原作"而"，据致本改。
② 耳：原作"且"，据致本改。
③ 或：原作"风"，据致本改。

五　疥

　　夫五疥者，干疥瘙痒，皮枯屑起。湿疥骨肿作痛，久则水流如黑豆汁。砂疥如砂子细个，或痒或痛，抓之有心嫩赤。虫疥痒不知痛，延便易于传染。脓窠疥含浆稠脓，色厚嫩痛。皆由五脏蕴毒而发，属足三阴者尤多。但疮有遍体，难分经络，必凭外症，以断虚实。如嫩肿作痛，便秘硬发热者，为风毒湿热；如慢肿痛痒，晡热或时寒热，体倦少食，便顺利者，为血虚风热。

　　治此五疥，更宜分上下肥瘦。如上体多兼风热，下体多兼风湿，肥人多风湿，瘦人多血热。瘦弱虚损，肾枯火炎，纵有便秘、发热、作渴等症，只宜滋阴降火，略加秦艽、苍耳、连翘之类，决不可纯用风药凉血，伤胃而坏脏腑。内服通用方括内散血疏风汤或连归汤，气虚合四君子汤，血虚合四物汤，风合消毒饮，湿合平胃散。外治搽药通用合掌散、摩风膏、便异散、洗药，荆芥、黄柏、苦参等分煎汤，痒加蛇床、川椒，肿加椒①。

疥灵丹

　　云林传，治疥内服除根之剂。

　　苦参糯米泔浸一日，晒干，二两　白芷一两　白蒺藜炒，一两　枳壳麸炒，七钱　连翘七钱　羌活七钱　栀子炒，七钱　当归炒，七钱　荆芥七钱

　　上为末，炼蜜丸，梧子大，每服五十丸，滚水下。

仙子散

　　云林传，治遍身疮疥经年举发者。

---

　　①　椒：致本作"椒目"，可参。

卷之五　一四九

威灵仙　蔓荆子　何首乌　荆芥　苦参

上各等分，为细末，每二钱食前酒调服，日进三服，忌发风物。

洗疥药

苍术　皮硝　花椒　苦参

水煎频洗。

熏疥药

艾叶　雄黄　人言少许　核桃壳

为末卷作筒，烧烟熏之。

一扫散

治各色疥疮神效。

大枫子肉一钱　枯矾三钱　蒺藜　花椒各一钱　倍子一钱，略炒　硫黄　雄黄　青矾　水银各一钱　人言五分

共为细末，木油调搽。

便易散

应圆制，治干疥诸疮甚神，更不废本，以便制卖。

香附半斤　槟榔三两　花椒一两　蛇床二两　白矾一两

共为极细末，核桃油或木油调搽。

合掌散

如虚传，治干疥诸疮、黄疱坐板等疮俱效。

樟脑二钱　水银　蛇床　白芷　花椒各一钱　白矾五钱　大枫子一钱①

共为细末，油核桃肉为丸，置手掌摩擦鼻嗅之。

摩风膏

治疥癣风癞诸湿痒疮，及妇人阴蚀疮、火丹诸般恶疮神效。

---

① 一钱：原作"一十"，据宏本改。

蛇床子五钱　大枫子十四个　杏仁二十　枯矾　樟脑各二钱
川椒　轻粉　水银各三钱　雄黄一钱半　银朱一钱

共为末，木油三两研为丸，弹子大，瓷器收贮，每用少许，遇痒①遍擦。

五　癣

五癣之症，乃血分热燥，以致风毒克于皮肤，发则肌肉瘾疹，或圆或开，或如苔梅走散。风癣即干癣，搔之则有白屑；湿癣如虫行，搔之则有汁出；顽癣全然不知痛痒；牛癣如牛颈皮，厚且坚；马癣微痒，白点相连。治宜通用前方括内防风通圣散，去硝黄加浮萍、皂刺，水煎服。久年不愈，体盛者兼吞顽癣丸，体虚者不可妄用风药，有虫者间服前方括内蜡矾丸，白癜癣并梅癣宜立应汤。

顽癣丸

浮萍　苍术　苍耳各一两　苦参一两半　茯苓五钱　香附一钱半

酒糊为丸，白汤送下。

立应汤

蔓荆　防风　荆芥　苦参　苍耳　黄荆子　牛蒡子　胡麻仁　甘枸杞　余良石　白芷梢　苍术　连翘　羌活　独活　土茯苓二两

同煎半，空心服。

外治干癣，用生姜一两切片，内夹盐及盐梅，火纸包定，烧灰为末，再入人言末一钱擦，甚效。古方用狼毒、草乌各二

---

① 遇痒：原作"呵洋"，据宏本改。

钱半，斑蝥七枚生，为末，津唾调搽。

湿癣

用枯矾、黄连各五钱，胡粉、黄丹、水银各二钱，为末，用猪脂油二两夹研，令水银星散尽，瓷罐收贮，搽之。或用必效散。

川槿皮四两　斑蝥一钱　半夏　槟榔　木鳖去壳，各五钱　雄黄三钱　白矾①一钱

上俱切成片，另将雄砒研细共合一处，以井水一碗，河水一碗，浸晒三日，露三夜，将药水用鹅翎扫癣上，百发百中。

牛癣

用牙硝、胆矾、自然铜、儿茶、银花、乳香、没药、铜青为末，生桐油调搽。或用乌梅剥破蘸蜂蜜，复蘸轻粉擦之。古方用旧皮鞋底烧存性，入轻粉少许为末，麻油调敷。

马癣并疙头

用羊舌头根，将竹杆穵②起捣烂，加明矾一钱，又捣以好醋调匀，将夏布兜搽。或用湿癣内必效散亦妙。

绵花癣

用桐油、陀僧末搽，用水龙骨烧烟熏，更以樟叶煎汤洗之。

鹅掌风癣

有虫吃开，用黄丹、轻粉各三钱，猪腊头烧油调药搽之。

通用洗药

用紫苏、樟脑、苍耳、浮萍煎汤洗之，或用牛骨炙频洗，数次自愈。

---

① 白矾：致本作"白砒"，可参。
② 穵（wā 哇）：同"挖"。

如女子两股间湿癣，长四五寸，发时极痒，痒定极痛。乃以利针当痒时于癣上刺百余下，其血出尽，盐汤洗之，如此三四次方除。盖湿淫于内，其血不可不砭，后服浮萍散出汗。

浮萍散

治诸风疥癣癞疮。

浮萍四两　当归　川芎　赤芍　荆芥穗　麻黄　甘草各二钱

上锉二剂，葱白二根，豆豉五六十个，煎至八分，热服出汗。

小儿诸疮癣，宜用蛇床、藜芦、剪草、芜夷仁、龙牙草、陈茱萸各等分，为末，先用甜藤蕉叶煎水洗，后用黄鳅煎南油搽。

癜　风

白癜风，治宜内用嚼鱼散或金樱丸，外治三黄散。

嚼鱼散

露蜂房一个，将生盐筑满诸孔眼，火烧存性去盐，后用胆矾、天花粉、蝉蜕各等分，俱为细末均分，用纸包三分，将活鲫鱼一对同酒煮熟，无风处细嚼，连刺饮酒，后痒自上而下赶①入四肢。

金樱丸

忆堂传。

何首乌半斤　胡麻仁一两　蔓荆子一两　牛蒡子酒炒，一两
白蒺藜二两　苍耳子一两　蛇床子酒炒，一两　菟丝子酒制，四两
肉苁蓉二两　牛膝酒洗，二两　苍术米泔制，一两　金樱子酒炒，一两

---

①　赶：原作"起"，据致本改。

苦参一斤

上为末，面糊为丸，如梧桐子大，每至七十丸，温酒送下。

三黄散

雄黄　硫黄各五钱　黄丹　天南星各三钱　密陀僧　枯矾各二钱

上为末，先以姜汁擦患处，姜蘸药末擦后渐黑，次日再擦，黑散则无恙矣。

紫癜风，治宜用官粉五钱，硫黄三钱为末，鸡子清调搽，服药同前。

诸　疮

血风疮症，乃三阴经风热郁火血燥所致，瘙痒不常，抓破成疮，脓水淋沥。内症晡热，盗汗恶寒，少食体倦，所以不敢妄用风药。治宜通用内服归尾、穿山甲、生地、赤芍、浮萍等分，或方括内散血疏风汤，甚者紫云风丸。外治用简易散、大马齿膏或五疥内摩风膏。

紫云风丸

五加皮二两　何首乌四两　僵蚕二两　苦参　当归各二两　全蝎一两五钱　牛蒡　羌活　独活　细辛　防已　白芷　生地黄　黄连　赤芍　蝉蜕　防风　荆芥　苍术各一两

为末蜜丸，梧子大，温酒米饮任下。

简易散

煅石膏一两　硫黄五钱

共为细末，猪油调搽。

大马齿膏

马齿苋焙干，五钱　黄丹　黄柏　枯矾　儿茶各二钱　轻粉

一钱

桐油调，摊油纸上，葱椒煎汤洗。

血风疮

烧热肿红不退，宜用生地黄带叶、头生酒槽，捣如泥敷上，神效。如因饮酒后遍身发而风疮，抓至出血又痛者，用蝉蜕、薄荷等分为末，每二钱水酒调服，即愈。

黄疡①疮

治宜内服防风、荆芥、蒺藜、连翘、栀子、黄芩、黄连、金银花、苦参、归尾、甘草、鼠粘子，外用槐花煎浓水洗，后用槟榔、硫黄磨橹油搽，或用枯矾、神曲、川椒、硫黄、水银各一钱，为末，香油调搽。

如遍身四肢俱生黄疱疮，有脓汁而痛者，宜用防风、白芷、木瓜、七利、皂刺、何首乌、威灵仙、金银花、当归身、甘草、连翘、黄芪，轻者八贴，重者一二十贴。外用硫黄一钱，明矾一钱五分半生半枯，羌活七分略焙切，川椒一钱半焙，吴萸一钱焙，栀子一钱焙，大黄二钱炒，俱存性为末，木油调搽。或用简易散、合掌散俱妙。

诸毒疮痛不可忍，宜用白芷、当归、乳香、没药、穿山甲、金银花各等分为末，每服一钱，姜汤送下。

热虫血风疮，焮痛不可忍，或有时痒而难当者，用潮脑四钱，白矾一两，牙硝五钱，大枫子一两，蛇床子五钱，硫黄五钱，人言七分，为末，或猪油或橹油调搽。

遍身作痒，抓即出水，作烂如癣，先宜用苍术、花椒各五钱，雄黄一钱，共为末，捶烂艾叶卷筒熏，熏后内服防风、蒺

卷之五

一五五

---

① 疡（wù 物）：同"痦"，突起的痣。

藜、归尾、干葛、苦参、胡麻仁、何首乌、甘草四五贴。

毒疮水不干者，用黄丹、轻粉、陀僧等分撒，或用猪胆调搽。疟后遍身生疮，内宜用黄连、栀子、大黄、猪油四两，炆酒服，外治随症。

凡人皮燥，遍身生疮甚者，乃血虚也。宜用当归半斤，猪油半斤，生酒十余斤，封固火煨一二时，候油溶化退火气，每日随量饮之。

杂 治 部

汤 火 伤

凡遇汤火所伤，先以盐末和米醋调和疮上，次以醋泥涂之。仍用醋涂不绝，暂救痛苦，一面急捣生地黄，醋调敷疮上，直候疼止，须厚至数寸不妨。慎勿以冷水、冷物、冷泥熨之，使热不能出，烂人筋骨。

又方，用陈壁土、真豆粉各半，麻油、井水各半调①敷。或用旧杉树尿桶板，烧灰研井水，以包头巾盖患处，以水刷立效。或用水银二分津制死，用鲜猪油二两，火取油去渣，同水银连搅匀，放水中退冷，入冰片半分，轻粉、乳香、儿茶、硼砂各五分，为末搽。

李氏以清烟膏，用鸡子清磨京墨涂患处，上用三层湿纸盖，则不起泡，冷如冰，效。

周巨卿传汤火神方，用真铅粉、鸭蛋白调搽，外用猫儿肚下中卷毛，细细剪烂，铺上即愈。

---

① 调：原作"条"，据宏本改。

予曾治一人因炒硝黄被火伤遍身，外用陈杜黄金、乌桕嫩皮、百草霜为细末攒，麻油抹，内用解毒汤频服，七日痊愈。

治汤火咒云：龙树王如来，授吾行持北方壬癸焚火大法。龙树王如来，吾是北方壬癸水，收斩天下火星辰，千里火星神必降，急急如律令。咒毕，即握真武诀吹之，即用少许水洗，虽火烧手足成疮可疗。

杖 疮

杖疮之症，宜先破瘀止疼，后宜定心补益。如杖疮忽干，毒攻腹内，恍惚烦闷呕吐者，难治。

杖毕即饮童便和酒，不可吃茶，免血攻心。外即用热豆腐铺在杖处，其气如蒸，其腐即紫，复再易热豆腐铺之，以紫肉散尽淡红为度。或用密陀僧浓研醋斗麻油，鸡毛刷，干则又刷，神效。或用绿豆粉微炒，鸡子清调刷。或水粉一两，赤石脂、水银一钱为末，麻油调成膏，伞纸摊，贴紧缚。如肉陷，用此膏填满，尤妙。

又法，打伤，皮不破肉损者，用萝卜捣烂盖之。内用枳壳、桃仁、大黄、归尾、黄芩、栀子、桔梗、柴胡、木通、车前、甘草，忌荤三四日，体薄者去大黄。若体薄者疮痛，寒热恶心少食，宜归尾、桃仁、赤芍、乌药、香附、苏木、肉桂、柴胡、羌活水酒煎。气郁加木香，心腹胀痛加童便，心下胀满、气不通畅加木香①、槟榔。

如极甚者，外贴膏养②，用白蜡一两一③钱秋冬用白蜡一两四

---

① 木香：原作"香查"，据致本改。
② 养：原作"眷"，据致本改。
③ 一：原无，据致本补。

钱、公羊油半斤，水一盏同煎，取油与蜡成膏，俟略温入片脑、潮脑各五分，麝二分，硼砂一两，水银五钱，轻粉三钱，金银箔各一百，同搅匀，或搽或贴。内服乳香、当归、白术、白芷、没药、羌活、甘草为末，酒调服，随以热酒尽量而饮。虚者溃后宜大补气血脾胃。

云林传退血止痛散

治杖后肿痛瘀血不散，气血攻心或憎寒壮热。

归尾　赤芍　生地　白芷　防风　荆芥　羌活　连翘　黄芩　黄连　黄柏　大黄　栀子　薄荷　枳壳　桔梗　知母　石膏　车前　甘草

水煎服。

刘文庵传金箔散

治杖打极重，痛不可忍，昏闷欲死者。

白蜡一两，生研　乳香三钱　没药三钱　金箔二十贴　银箔二十贴

上为末，每二钱温酒调搽。

林侍郎传敌杖散

专治杖疮重伤成坑，日久不愈，神效。

用大桐子叶取茂盛者，不拘多少，以米醋煮至烂熟，阴干，临时随大小剪贴。

如虚兄传补气生血汤

治杖后溃烂，久不愈者。

人参　白术炒　茯苓　当归①　白芍药　熟黄　陈皮　香附　贝母　桔梗　甘草

---

① 当归：原无，据致本补。

往来寒热加柴胡、地骨皮，口干加五味子、麦门冬，脓清加黄芪，脓多加川芎，肌肉迟生加白蔹、肉桂。

内府秘传二黄膏

专治杖疮，打成坑肉皆朽腐者，神效。

黄柏　栀子　连翘　黄连　大黄　苦参　荆芥　薄荷　牛蒡　蒺藜　威灵仙　蔓荆子

上为散，各等分，将清油半斤，慢火熬至渣黑，去渣不用，将油熬定后入黄蜡一两半，白蜡一两，待溶倾入瓷器内，后乘热入细药在内。龙骨煅过、血竭、儿茶、轻粉、乳香、没药、白芷、大黄、雄黄、樟脑、水银、银朱、麝香各等分入内，搅匀收贮取用。

鬼代丹

乳香　没药　自然铜火煅醋淬　木鳖子去壳　无名异　地龙骨去土，各等分

上为末，炼蜜丸，如弹子大，每服一丸，温酒下。任打着不痛。

寄杖散

方外传。

用白蜡一两，细细切烂，滚酒淬入碗内服之。打着不痛。

折　伤

夫打跌损伤者，此血气在身不能流行，因此或成血片，或血死作痛①者，或昏闷不醒人事，或寒热往来，或日轻夜重，变作多端，皆由血气不调作梗故也。医者不审原因，妄投药剂，

---

① 作痛：宏本作"不痛"，可参。

枉死者多矣，予深惜之，当时当下，贵趁其时。或受伤至半月才医者，死血已固，当疏通水道①，既表后再不可复表，但看仔细重轻加减。吃药后受伤处，原须青肿转红色者，此血活将愈。如伤重服药将愈，用熨法，后进千金不夺散，浸酒服尽之后，庶得痊愈。

如病人攻重，牙关紧急将死者，宜擘开牙关，将返魂夺命丹，随用正药于内，加羌活、防风、荆芥、胡黄连煎。既已入药不死，如不纳者不治。切忌当风处及地下坐卧，并忌一切冷水、冷茶、冷酒之类，油腻毒食之物。

如遇伤重者，先令人解开病人衣服，遍身照见，看形色何如，又要去鱼际骨上下，看有脉调和否，如绝然不至者死，沉细者生。山根好、阴囊内尚有子可治，如肾子在小腹内，去即辞莫医。又用神妙佛手散，如病人口内入药不进，可将大馏鱼煮熟，取脑子和眼睛调下，药末入腹，略醒可救，再用凤仙子一匙，沉香研水吞下。

一从吻食管既断可治，用桑白皮取丝缝密②，后将鸡絮破开，去食取膜，膜定患处，随用护药护之，后服药可愈。一从吻气管即死不治。顶门既破，骨未入内者可治。食饱受伤及跌三日不死者可治。顶门既破，骨陷入者不治。耳后受伤者不治。若心胸紧痛，青色未裹心，乃偏心受伤，可治。心胸紧痛，经③既裹心，乃心口受伤，不治。男子两乳受伤，可治。妇人两乳堂受伤，不治。正腰受伤，重自笑者，立死不治。小肚受伤，伤重吐粪者，不治。气出不收，眼开，不治。小腹受伤，

---

① 当疏通水道：致本作"不能通水道"，可参。
② 缝密：原作"终断"，据致本改。
③ 经：致本作"红"，可参。

未伤脏①者，可治。孕妇小腹受伤犯胎，不治。若是肾子受伤入小腹者，立刻即死。肾子受伤皮破者，肾子未上小腹，可治。如眼未直，须粪无害，脉大而缓须四至，不治。口如鱼口缠风，不治。囟门出髓，即死。两眼有伤，可治。正心口青肿，一七内即死。两乳有伤，宜当急救。两脚有伤，可治。夹脊断者，不治。小肠有伤，不分阴阳，难医。顶门有伤，难治。两胛有伤，怕血入五脏。两腿有伤，须然无事，后必有损。方见于后。

返魂夺命丹

专治跌扑打伤，牙关紧闭，心腹痛闷，不醒人事，将筋擘开，灌入一碗即愈。

银丝草一两，即山榄菇，叶长有毛，白色，生水上者佳　毛鸡仔一个，过一月者不用，不去毛

二味共研烂如泥，熟酒刺起布滤过，调小儿骨末一钱，服即愈，神效。后服棱莪散。

棱莪散

专治跌扑打伤，遍身疼痛不能举止者，神效。

三棱一两　莪术一两　赤芍一两　西香八钱　玄胡子八钱　黄柏一两　槟榔八钱　青皮五钱　羌活五钱　大腹皮五钱　防风一钱　大黄一钱　芒硝三钱　黄连三钱　北柴胡一钱　桔梗二钱　荆芥二钱　陈皮八钱　紫苏八钱　千里马一两，只用两头　半夏三钱

上依制法，加等分，姜五片、葱白五根、桑白皮，半水半童便煎，空心热服。十分汗大，除些葱白，只用一根。如要利，用芒硝、大黄。有痰用半夏。如孕妇受伤，除三棱、莪术。如

---

① 脏：同"肚"。脏子，胃的俗称。

血出甚，亦除之及葱白，加当归、蒲黄，用水煎服。偏心受伤者，加红花二分煎。囟门受伤，除三棱、葱白。如出血多，就用止血金创丹。如手足伤断，用手搋正，用灯心火纸卷定要厚实停当，外用杉皮押定，进接骨回生丹，再用小裹脚紧紧扎定杉皮，无有不愈。但攻下之药，多加乳香、没药。痛重加西香二钱，赤芍、玄胡索、乳香、没药。或有咳，乃肺气旺，加干葛、杏仁，勿用半夏，加贝母。如伤重心痛，加石菖蒲。如原伤处痛今结痞痒，加干葛、赤芍、甘草、桔梗、防风、荆芥、连翘，每用原汤子煎带热滚，随意加减。

通经活血止痛散

专治跌扑打伤，败血冲心，心胸紧痛者，神效。

三棱　莪术　赤芍　黄柏　黄连　青皮　紫苏　香附　北胡　千里马　乳香初起不下此药，十分重者方下，内加红花、苏木、石菖蒲

仙传火龙行气法

生姜四两　食盐四两　麻油四两　大黄二两　瑞香叶三两　头酒糟四两　荆芥二两　泽兰二两　生地二两　牙硝二两

共一处研烂，以麻油炒熟，带热熨上七八次，冷了又炒热，频频熨上，自然安愈。后进千金不夺散及佛手散，神效。

千金不夺散

防风　荆芥　生地　钩藤　紫金皮　角茴　木瓜　川芎白芷　槟榔　木香　五加皮　羌活　独活　归尾　杜仲　芍药牛膝　天台乌　乳香　没药　故芷　威灵仙　五灵脂　石南藤自然铜

人热者，加黄连、赤芍为散。各等分，每用头酒一埕①，用绢袋兜定，浸三五七日取出，随量不拘时，常热服，忌红酒、盐醶②、油腻等物。如孕妇服，除牛膝、赤芍加归身、北艾，服此药七日见功，不问诸虚百损，遍身疼痛，无不全效，此方重之。

神妙佛手散

专治筋骨断折，金创重伤将死者，经用此药，大有奇功，子孙宜珍宝之。

鹿茸　当归　苁蓉　禹余粮　菟丝子　熟地　桑螵蛸　白芍③　川芎　干姜　覆盆子　紫石英　琥珀　五味子　北艾　牡蛎　白茯　酸枣仁

上为散，依制法，各等分，姜三片、枣一枚煎，慎勿轻用。

回春再造散

专治足手及筋骨断折者，神效无比。

铜钱五文，醋淬火煅　木香一钱　自然铜一钱，醋淬　麝香一分

为细末，每服二钱，无灰酒送下。令病人口先嚼丁香一粒，乳香一粒，方进此药，神效。伤在上，食上服；伤在下，空心服。如即日未安，次日再服此方。如未断折骨者，慎勿轻用此方，专能接骨，别无妙。

回④生续命丹

专治筋骨断折损伤，疼痛不止者，神效。

川乌二两，泡　草乌二两，泡　五灵脂　木鳖子　骨碎补　威

---

① 埕（chéng 成）：坛子。
② 醶：疑当作"醃"。醃（yān 烟），用盐浸渍食物。
③ 白芍：致本作"白芷"，可参。
④ 回：原作"同"，据致本改。

灵仙　金毛狗　自然铜二两，煅　地龙去土　乌药　青皮　陈皮
去白　茴香各二两半　乳香另研　红娘子　没药　麝香一分半　牵
牛五钱　禹余粮醋淬，四钱

上为末，酒调服一钱，神效。后服再生活血止痛散。

再生活血止痛散

治症如前。

大黄五钱　柴胡二钱　当归二钱　桃仁五十个　红花五分　天
花粉一钱　穿山甲一钱　甘草一钱

半水半酒煎，空心带热服。

滋荣双解散

专治打伤之后，荣卫虚弱，外受风寒，内伤经络。

没药　当归　白芷　石莲肉　玄胡子　川乌　自然铜醋煅为
末或水飞，各一两　生地　川芎各两半

上为细末，每服二钱，空心老酒送下。

万金不换乳香寻痛散

专治远年近日诸般伤损，遍身疼痛者，神效。

乳香　没药制过　血竭各五钱　南木香五钱　沉香三钱　当归
川芎　白芷各一两　甘草五钱　天花粉　木瓜　肉桂各七钱　独活
羌活各去芦　西香　茴香各五钱　草乌三钱，泡去皮脐

上为细末，每服四钱，热酒送下。

回生再造散

专治男妇跌扑损伤，遍身疼痛，昏闷将危者，神效。

川芎　当归　羌活　独活　木瓜各一两　角茴　穿山甲炒
小茴各五钱　肉桂　甘草各八钱　淮乌少许　草乌少许　川乌三钱
虎骨炙，五钱　自然铜五钱，煅

气喘加沉香、木香，伤头加肉桂、前胡、天麻、肉苁蓉，

夜卧惊恐加雄胆，乱语恍惚失主加人参、辰砂、金箔、银箔、远志。上各依制法，于内未曾抄①，用半酒半童便煎服，神效。

折伤骨碎接骨奇方

用当归、白芷各三钱半，草乌三钱炮，各生为末，温酒调服二钱，一觉身麻揣正断骨端正②，随用糯米粥调牡蛎末涂伤处，或用活生鸡打烂贴。外用新杉木皮夹定，绳缚毋令移动，即服乳香、没药、白芍、川芎、当归、川椒各五钱，自然铜火煅过三钱，共为末，用黄蜡二两溶开，入前末子内搅匀，作丸如弹子大。以好酒煎开热服，随痛处侧卧，少时数进几次，大效。如觉破伤风肿，宜用南星、防风为末，温酒调入姜汁一匙服，仍用酒饼敷贴患处。

金　疮

一人骑马跌仆，被所佩锁匙伤破阴囊，二丸脱落，得筋膜悬系未断，痛苦无任，诸医措手，或以线缝其囊，外加敷贴生肌止痛，不三五日，线烂而复脱矣。予思常治刀伤出血，但敷壁钱而效敏，盖此乃伤破之类也，是以令人慢慢托上，多取壁钱敷贴其伤破之处，日渐安其囊如故。

应圆制金疮神方

用女子带血勒马片，烧灰掺。或松香、白矾等分，为末掺。或半夏六钱，白蜡四钱，为末掺。或上好石灰筛过，将韭菜汁作成清饼，贴于陈壁上，俟干为末掺。或矿石灰、大黄切碎，

---

① 于内未曾抄：诸本同，疑衍。
② 端正：宏本作"端坐"，可参。

同炒七次，以桃红色为度，研末攒。

金疮丹

周梅江传，住痛止血生肌。

嫩老鼠未生毛者，不拘多少　韭菜根与老鼠一般多

石柏捣烂，入嫩石灰末于内，掺干作饼为度，阴干。用时以刀刮药末敷伤处，布包裹立愈。

金疮迎刃散

专治金疮伤重，出血不止者，神效。

白芷一两　甘草一两　水龙骨一两

上为末，锅内文武火炒赤，旋入大黄末三两，凤凰退一两，以焦为度。后用嫩苎叶、韭菜叶，取自然汁调前药，阴干后入杉漆一两，血竭一两，片脑三分半，牛胆、南星一两，野芋五钱，遇伤处搽上一字立愈。

卷之六

破 伤 风

《内经》曰：风者百病之始也。清静则腠理闭拒，虽有大风苛毒而弗能为害也。若夫破伤风症，乃因事击破皮肉，往往视为寻常，不知风邪乘虚而客袭之，渐而变为恶候。又诸疮久不合口，风邪亦能内袭，或用汤淋洗，或着艾焚灸，其汤入之毒气亦与破伤风邪无异。其为症也，皆能传播经络，烧烁毒气，是以寒热间作，甚则口噤①目邪②，身体强直，如角弓反张之状，死在旦夕，诚可哀悯！法当同伤寒处治，因其有在表、在里、半表半里三者之不同，故不离乎汗、下、和三法也。是故在表者汗之，在里者下之，在半表半里之间者宜和解之。又不可过其法也。

如圣散

川乌 草乌各三钱 苍术 细辛 川芎 白芷 防风各一钱

上为末，每服五七分，酒调服，忌油腻晕腥面类。如癫狗咬，加两头尖、红娘子各一钱；中风身体麻木或走痛，酒调下；风旋头晕，酒调下；头风，茶调下；偏头风，口噙水搐鼻；伤风，热茶调下出汗；风牙虫痛，频擦患处流涎；金疮血不止，干掺之；恶疮久不愈口，噙水洗，绵拭干掺之；犬咬蛇伤蝎蜇，

---

① 口噤：原作"口焚"，据致本改。
② 目邪：诸本同，疑当作"目斜"。

口噙盐水洗之，仍付①上；痈疽、瘿瘤、鱼睛红丝、发背、脑疽等疮发时，新汲水调涂纸封，再用酒调服；汤火伤皮，新汲水调，鸡翎刷上；杖疮有血，干敷之；瘰疬，口噙水洗掺之；干湿疥癣，香油调搽。

定风散

治破伤风及金刃伤、打扑伤损并癫狗咬伤，能定痛生肌。

天南星为防风所制，服之不麻　防风各等分

上为细末，破伤风以药敷口，然后以温酒调一钱服。如牙关紧急②，角弓反张，用药二钱，童便调下。打伤欲死但心头微温，以童便灌下二钱，并进二服。癫狗咬破，先噙将水洗净，用绢拭干贴药，更不再发，无脓，大有功效。

一字散

治破伤风搐搦，角弓反张。

蜈蚣去毒炒，一条　全蝎一对，炒去毒并头足

上为细末，如发时用一字擦牙缝内或吹鼻中。

羌活防风汤

治破伤风初传在表。

当归　川芎　白芍　防风　羌活　藁本　细辛　地榆　甘草炙，各一钱

上锉一剂，水煎热服。若大便闭加大黄，热加黄芩。

水调膏

治初破伤风，热红肿，风邪欲将传播经络而未入深者。

用杏仁去皮，细研、飞白面各等分，上和匀，用新汲水调如

---

① 付：诸本同，当作"敷"。
② 牙关紧急：致本作"牙关紧急"，当从。

膏，敷伤处，肿消热退。

汗斑

宜用密陀僧一两，硫黄二钱，螵蛸二钱，川椒七个，共为细末，将绢巾兜住，俟洗澡后即筛于上，二七见效。或用雄黄、硫黄、全蝎、僵蚕、白附子、密陀僧各五分，麝香二分，上为末，蘸生姜于患处搽之，五日除根，决效。

去面臂刺字，宜用穿山甲一片，以糯米蒸如泥，照依有字处搽，帕包一夜，次早不见。

取痣神方

用雪白矿灰同煎银炉内，常①在坐砂窝处久熟，热灰盖调，借彼银气以去黑也。二味各等分，随意略用水调成剂，做成砂窝样，上一个、下一个如盒子样，中入雪白糯米数十粒，上下盖定，莫令走气，腰间再用原石灰及炉灰剩者封固，放地下一宿，取起擘开，取出里面糯米听用。临用时用布针挑破出血，将制过糯米如糊样点在痣子上，即时红肿，过一晚即去矣，过三五日即合肉色。

又方，用糯秆心，灯火烧成珠，以针拨破痣，入内即去，或用巴豆油点痣上尤妙。

夏暑心神郁燥，热逼沥溃②成疮，遍身或出脓血，赤烂如火。治宜南星、半夏、黄连、黄柏各一钱，五倍子、黄丹各五分，为末干掺。如痒加枯矾、雄黄，常服黄连阿胶丸，以清其心。

热汗浸渍成疮，痒痛不止，治宜黄芪、当归、防风、荆芥

---

① 常：致本作"当"，可参。
② 溃：致本作"滞"，当从。

穗、地骨皮、木通各二钱，白矾一两，共为末，每药一两，水三碗，煎五六分，滤去渣，稍热淋洗患处，拭干避风，少时立效。轻者只用蜡雪水和蛤粉敷之。

痱痤疮

因汗出见湿而生，轻者状如撒粟，青蒿煎汤洗之，或枣叶亦好。重者热汗浸渍，匝匝成疮，绿豆、滑石各五钱，为末，绵蘸扑之。摩破成疮加黄柏、枣叶各五钱，片脑少许。

冬月下虚，身触寒热，血涩生疮，顽滞不知痛痒。治宜内服升麻和气饮去大黄，外用木香、槟榔、硫黄、吴萸、姜黄、麝香为末，麻油调搽。

冻疮

是症先痒后痛，然后肿破出血，黄水不止，治宜用雄黄、鸡脑一枚（捣烂）、黄蜡各等分，清油减半，同于慢火上熬成膏，去渣，涂之，久不愈者亦效。

又方，生附子为末，面调涂之。或白及不拘多少，为末调敷。

寒天手足折裂作痛

治宜清油五钱，慢火熬沸，入黄蜡一块，再煎溶入铅粉、五倍子末各少许，熬紫色为度。先以热水泡手足，火上烘干，后用药敷，以纸贴之，其痛立止，入水亦不落，或桐油膏涂之亦妙。

又方，每遇寒冻之时，将石榴内子取汁，涂其耳面手足，自然润泽。如女子，仍取石榴子汁，调粉搽面，更加艳色。

手足皲

治宜先以百沸汤泡洗，皮软拭干，然后用栌油二两，黄蜡一两，共熬匀敷之。或用五倍子为末，牛骨髓调，瓷罐收贮，埋地中七日取出，填蕤中即愈。或桐油调密陀僧涂之，尤效。

疣疮

是症如鱼鳞痣、千日疮一样，多生手足，又名悔气疮。治宜以艾丸灸初起的，则余者皆落，神效。

漆疮

是症因见生漆，中毒面痒而肿，绕眼微赤，痒处搔之随起疮症，重者遍身如豆如杏，脓燉作痛。治宜生蟹取黄，随疮大小①遍敷之，或蜡茶为末，麻油调搽，或柳叶煎汤洗之，或磨铁槽中泥涂之。

竹木刺入肉不出，治宜霜梅、陈腊肉、柿干等分捣烂罨，或牛膝根嚼烂涂之，或头垢或蛴螬虫捣烂敷。如出后肉烂，以象牙为末掺之。

针刺折在肉内，瓜蒌捣烂敷，一日换三次，自出。或用土内新南星一个，野芋三个，雄磁石一钱，同捣烂罨伤处，自出，神效。

针灸致伤经络出脓不止，治宜猪骨烧灰存性、象牙、珍珠、血蝎各等分为末，将蜡作一条，将一头蘸药末入窟内，剪断外截。

灸火疮水出不止，治宜炒黄连一两，石乳五钱，为末撒。

火疮泻血，用旧贴过好膏药烧灰敷。

南京金文斗秘授黑发乌须、益肾延年、强龟久战奇方。黑豆五升拣去扁破，用一大砂锅，将乌骨老母鸡一只煮汤二大碗，无灰老酒二大碗，何首乌四两新者用竹刀切碎，陈者用木槌打碎，陈米四两，旱莲草四两，桑椹三两，生地黄四两，归身四两，故

---

① 大小：原作"大个"，据致本改。

芷二两。俱为咬咀，拌豆以酒汤为水，砂锅大作一料，砂锅小作二料，用文火煮豆以干为度，去药存豆，取出晾去潮气，以瓷罐盛之，空心用淡盐汤食豆一小合。以其曾用鸡汤煮过，早晚宜慎于盖藏，以防蜈蚣也，食完再制。但自此后，永不可食萝卜，服至半载，须发从内黑出，目明如少，且又能鏖战，极妙。

应圆制乌须神方，用麻油烟五钱，核桃蒲一两，麝香一分，为末，大小竹筒盛，埋冬青树下，七日化成水，将水捻须上即黑。

景前家兄传乌须方，用五倍子打碎去灰，用铜锅炒成豆豉起黑，揽。将青布一大片，浓茶打湿，先放地上，将倍子包裹，脚踏成饼。要看火色，莫炒过了，秤过一钱红铜末，上好醋炒七次，以黑为度。筛过细末三分，没石子二分，明矾二分，食盐二分，上面半分，俱为极细末，用极浓好细茶调煎，如镜面样方好。每用敷上，以皮纸包裹一夕，后用核桃油染之。

春方 名遍宫春

鸦片二钱　蟾酥一钱　丁香一钱　朱砂五钱　麝半分

上为末，以津调二三厘涂玉茎。如晚行事，必要未时调涂，至晚临行事时，切要温水洗去。久战不泄，妙不可言。

长思丹

公土狗一个，火照辨公母　天龙即马食虫，一个　地龙一条，即韭菜地白头蚯蚓　人龙一条，即人吐出食虫　朝脑一钱　金头蜈蚣一条

共为末，将蟾酥五钱[①]和丸，如绿豆大，每用一丸，施于玉茎上，自然坚大，令美女长思。

---

① 五钱：原无，据致本补。

黑发香头油，用何首乌、墨斗草、白芷、细辛、甘松、山奈、排草、生地黄、侧柏叶、桑椹、红豆、良姜、黑枣、核桃肉，香油久浸极妙，或芭蕉叶同胶枣蒸油搽。

髭发脱落不生，用黑附子、蔓荆子、柏子仁各五钱为末，乌鸡脂和，捣研干置瓦盒内封固，一日取出，涂在脱处。如因癞落者，先用生姜擦三次，后用半夏末，麻油调搽。

急救诸方

救缢死

自①旦至暮，但心下微温，虽一日以上可活。急抱起死人，将绳宽解去，切不可割断，极须按定其心，却捻正喉咙放倒卧，令一人以手掌掩其口鼻，两人吹其两耳，一人急牵其发不放手，及屈伸其手足，摩捋之少活，即以粥饮与之。此法救人无不活者。

又法，男用雌鸡，女用雄鸡冠，刺血滴口中即活。或细辛、麝香、雄黄等分吹入鼻中，痰出即醒。

救溺死

先以刀抉②开口，放箸一根衔之，使可出水，然后解去其衣服，以艾灸脐中，令两人以笔管吹其耳即活。或以生人到驮死人，即负持走，吐水即活。外用绵裹皂角末，纳谷道中，水出便活。内以鸭血灌之。

救冻死

其症四肢强直，口噤，只有微气者，且慢向火。急用布袋

---

① 自：原作"白"，据致本改。

② 抉（yù 玉）：挖。此处指撬开口齿。

盛热灰放在心头，冷即换热，待眼开却用温酒或米饮灌之，冬月坠水冻死亦宜。

救挟暑死

宜用温汤常摩洗其心腹间。如路途急切，用路上热土置腹脐间，令人便尿于脐中即活，不可用冷水，冷之即死。如暑极腹痛卒没死者，即移阴处，地上掘小孔，将人尿撒在内，搅起泥水涂脐。

救坠死

坠下痰血①冲心欲绝者，用豆豉浓煎汤服，若便觉气绝不能言，取药不及，急扳开口以热小便灌之。

接命方

或打死，或吊死，或喉风不醒人事，或伤寒重结，只用威灵仙一味研水，滤去渣服半盏，即吐出痰就活。

中　毒

人遇事急，智尽术穷，或为人所陷，始自服毒，或误中其毒，其脉洪大者生，微细者死。又曰：洪大而迟者生，微细而数者死。大凡中信毒，若于饮食中得者易治，酒中得者难治。若在胸腹作楚可吐，急用胆矾研水，灌之即吐。若在腹中可下，后用黄丹、甘草、青黛、焰硝，绿豆粉为末，以小蓝将水调下。腹痛倍黄丹、豆粉，井花水调下。

解信石毒

治宜锡灰为末，冷水调服一二碗。或羊血阴干，水调服三五钱，此方亦医水粉、山砒。或猪母尿灌，或胆矾为末，凉水

---

① 痰血：宏本作"瘀血"，当从。

调七厘，一服若吐出原药水信石，即愈，不吐再服七厘，但好后忌盐酒及热物，此方亦治山砒、水粉。

解山砒毒

治宜燕口青嫩苤叶一大握，以手捼烂，将甘草为末和为丸，绿豆煎汤吞下。仍用下截根研，冷水吃即吐；如不退，又用木槿根皮研，冷水吃即泄。

又方，臭猪柴根、南桐叶研水吃，上吐下泄。

解水粉毒

治宜肥皂去子捣烂，绿豆粉为丸，如梧子大，滚水下六七个，吐即愈。或甘草、绿豆粉各一钱，生明矾五分，为末，每水送下一钱二分。

又方，用黄连八两研细末，再用腊月黑牛胆一个，将胆倾在碗内，将黄连末拌匀，复入胆内，线缝口，透风处阴干，不可见日。遇症急取胆内药一钱，井水调下，兼救悬梁赴水气未绝者。

解川乌、附子毒

心烦躁闷，甚则头岑岑然，遍身皆黑，势危必死。煎绿豆或黑豆冷饮，或防风、甘草煎汤冷服，一切药毒及犯热物亦宜，但要心间暖者不妨。《朱子全集》云：紧急无药，令多汲新水连饮，大呕泻而愈。

解巴豆毒

令人大泻或吐，烦渴发热。急用黄连、黄柏煎汤冷服，更以冷水浸手足掌，忌食热汤、热性药物。或黄连、大豆、菖蒲汁并解。

解诸草毒

治误食毒草并百物毒，救人于必死。板蓝根四两，贯众、青黛、生甘草各一两，为末，蒸饼丸，梧子大，另用青黛为衣。如觉精神恍惚，恶心，即是误中诸毒。急取十五丸嚼烂，新汲水下即解。如半夏毒，用生姜解之。

解豆腐毒

过食令人生疮，嗳气，遗精白浊，用生萝卜煎汤服或子煎汤亦可。

解诸菌毒

掘新地取真黄土，以冷水于内搅之令浊，澄少顷，取饮之可解。亦治枫木菌食之令人笑不止。

又方，用芫花生为末，每一钱新汲水下，以利为度。菌之毒者，盖因蛇虫毒气蒸所致。

解诸菰①毒

用南桐叶研水吃，甘草研水吃，灵芝菰研水吃，生蔂②捣汁一碗吃，或丝瓜叶汁服，或梨叶捣水服。

解鼠莽③毒

用大黑豆煮汁服之。如欲试其验，先刈④鼠莽苗叶，以汁浇其根，从败烂不复生发矣。

解鸩鸟毒

即孔雀毛并胆也，用干葛为末，水调服。食鹅鸭中毒，以糯米泔，温服即消。

解六畜肉毒

用犀角磨浓汁一碗服之。如食牛马肉生毒，乌柏根一两，

---

① 菰（gū 姑）：通"菇"，下同。
② 蔂（lěi 磊），同"蘲"，一种藤类植物。
③ 鼠莽（mǎng 莽），同"鼠莽"，草药名，有毒。
④ 刈（yì 义）：割草。

黄豆一合，葱头一两，生酒三碗煎服，汗出即愈。如食自死六畜毒，柏末①一二钱服，不解再服。

解河豚鱼毒

一时困怠杀人，急用清油吐出，或服槐花末、龙脑末皆可，至宝丹尤妙。诸鱼毒，橄榄解之。如服河豚子作豚，用窖内粪水灌之，或芦根水尤妙。

解鳝鳖虾蟆毒

用生豆豉一合，新汲水半碗浸汁，顷服即愈。此三物令小便秘，脐下蔽痛，有致死者。

解斑蝥毒

其症吐逆不止，急用绿豆或乌豆或糯米煎汤服。一方用泽兰叶捣汁服，或干者为末白汤下。

解中金蚕蛊毒

才觉中毒，宜先吮白矾，味甘而不涩，次嚼黑豆，不腥者是也。用石榴根皮煎浓汁饮之，即吐出活虫，无不愈者。

解食蟹中毒

紫苏浓煮汁饮三盏。

解中诸物毒

白矾、细茶等分为末，每三钱新汲水调服，得吐即效。未吐再服，或万病解毒②丹丸下之。

误吞诸物

误吞铜铁碗瓦，万病解毒丸。

---

① 柏末：致本作"黄柏末"，当从。

② 解毒：原作"鲜毒"，据致本改。

大黄　大戟　连翘　寒水石各一两　白玉簪　白芷　黄芩
茯苓　石膏　滑石　天花粉各三两　甘草　薄荷　干葛各四钱①
山慈菇六两　贯众一两半　青黛五钱

为末，绿豆粉糊丸，弹子大，每服一丸，薄荷汤磨下。治一
切中毒，能化铜铁碗瓦，同嚼化为粉，卒此其验也。抑论中毒之
症，辨其戕被害何物之中，审其远近，久则不救。治法上宜吐
之，以鹅翎探吐，急以桐油灌吐之。下以解毒丸靛浆利之。中毒
手足面青，过时者不救，紧急只以玄明粉煎甘草，利之亦可。

误吞铁针，用蚕豆煮熟，同韭菜汁吞下，针与菜从大便而
出，或用熟艾煮浓汁饮便解。

误吞铜钱，不能化者，用砂仁煎浓汁饮之，其铜自下。或
用荸荠研烂服之，其铜自化。或用坚炭为末，米饮调服，于大
便中泻下。如乌梅状或桑柴灰细研，米饮调下二钱。

误吞金银等物，饴糖一斤，渐渐食尽遂出。或用石灰一杏核
大、硫黄一皂角子大同研末，酒调服。

误吞禾芒刺喉，治宜鹅口中涎灌之。

误吞蜈蚣，用生猪血令病人吃，须臾生清油灌口中，恶心，
其蜈蚣裹在血中吐出，继以雄黄末水调服。一人醉酒困地，蜈
蚣入喉，用生雄鸡血调冷水，立时吐出。

误吞水蛭，入腹经久必生小蛭，能食人肝血，腹痛不可忍。
面目黄瘦，全不进食，若不早治，能令人死。用田中干泥一小
块，小死鱼三四个，将猪脂溶搅匀，用巴豆十枚研烂，入泥内
为丸，绿豆大，用田中冷水吞下十丸，小儿三五丸，须臾大小
水蛭一时皆下，却以四物汤加黄芪煎服，生血补脾。

---

① 各四钱：原作"三四钱"，据致本改。

误吞田螺，鲠喉不下，死在须臾，用鸭一只以水灌入口中，少顷将鸭倒悬，令吐出涎水，与患人服之，其螺即化。

诸 骨 鲠

神仙钓骨丹

徐通府传，其骨自随药带下或出如神。

朱砂一钱　丁香一钱　血竭五钱　磁石五钱　龙骨五钱

各共为末，黄蜡三钱为丸，朱砂为衣，每服一丸，香油煎好醋吞下。如要吐，用矮荷煎好醋吃，后用浓茶任服。如无矮荷，桐油代之。

又方，治诸骨鲠，用人指甲烧存性，吹入喉中立效。一方用硼砂一块噙之，骨自下。一方用金凤花子嚼烂噙下，无子用根亦可。

又治鸡鱼等骨插入喉中仙方。用斩蛇创即是人家园中栽，有酒名郁椒，叶似菖蒲，大如三指阔，根似羊头削些下来，临时捣烂为丸，如黄豆大，每用温水送下一丸，不下再服一丸，以下为度，甚重者不过十丸即下。

打诸骨鲠神符，但以下字号俱不用勾。龘鱼龘鸡龘猪龘龘龘龘龘龘龘龘龘咒水，此碗化为东洋大海，咽喉化为万丈龙潭，九龙归洞。吾奉太上老君急急如律令敕，吸东方生气三口，吹入碗中。每行此法，面朝东，用净水大半碗放桌上①，左手执拳在胸前，右手执剑决于碗上，书前符字号。假如鱼骨鲠，就书上龘字，除龘龘二号勿书，再书下八符，余皆仿此。

---

① 桌上：原作"东上"，据致本改。

卷之六

一七九

虫 兽 伤

凡春夏初交，犬多发狂，但见其尾直下不卷，口中流涎，舌黑者即是癫狗。若被所伤，不可视为泛常，乃九死一生之患。急用针刺去血，以小便洗，刮令净，以核桃壳半边，以人粪填满掩其疮孔，着艾于壳上灸之，壳焦粪干则易之，灸至百壮。次日又灸百壮，灸至三五百壮为佳，灸后用生南星、防风等分为末，再以口噙浆水洗净伤处，用绵拭干掺之，更不作脓，其内须服后药以撤其毒可也。或只就咬处牙迹上灸之，一日灸三壮，灸至一百二十日乃止，常宜食炙韭菜，永不再发，亦良法也。

□源散

治癫狗咬。

斑蝥七个，去头翅足为末，温酒调服，于小便桶内，见衣沫似狗形为效。如无，再须七次①，无狗形亦不再发，后用益元散一两，水煎服解之。忌饮酒、食猪肉鸡鱼油腻百日，终身忌食犬肉。凡遇此患，依前针洗艾灸，更服此药，无不愈者。

扶危散

周景阳传，治癫狗咬。

斑蝥七日内用七个，七日外每日加一个，十日十个，百日百个，去头翅足令净，糯米同炒赤　雄黄一钱　麝香一分，小儿不用亦可　滑石一两

上为末，能饮酒者时酒调服，不饮酒者米饮下，或从大小便出，或吐出毒即愈。以伤处去三寸灸之三壮，永不再发，

---

① 如无再须七次：原无，据致本补。

神效。

应圆制癫狗咬伤神方，用糯米一勺，斑蝥七个，同炒出绿烟为度，去斑蝥只用糯米，为末，以香油几点，同调冷水吃，以利出毒为度。不利再服，若毒入腹中作痛，以黄连煎汤，雄黄为末调服。

如虚兄传常犬伤方，每宜水洗去血，用刀刮旧瓶上锡按口上，或晶①汁滴咬处，或马全子磨乳刷，神效。

治狗咬神法，用徽墨浓磨，笔蘸书"吾敕令尾火虎从此阻"九字，念三遍写三遍，于咬处即愈。

治蛇咬，宜急用麻绳或头发紧紧缚在上面，莫令毒气奔上，即勉强饱食，随用鸡蛋破些口，放咬处引出毒气，其蛋白随黑。若再未愈又换，必至蛋白不黑方止。又用土乌药叶生，擂酒，湿热醉服。又用嫩梨叶，捣烂酒炊吃，以醉为度。其渣以贴患处，若咬一二日毒传经络，用蕲艾铺咬处灸之，俟其痛止，再无后患。

回生酒

周梅江传，治毒蛇所伤至死。

扛板归不拘多少，其草四五月生，至九月见霜即败，叶青如犁头尖，藤上有小茨子圆黑，味酸，用藤叶。上取研烂，用与生酒调服，随量饮之。用渣贴患处立愈，治若火芫②仍痛。

海上方

治蛇咬。

丝瓜根洗净捣研，生酒吃一醉立愈。

---

① 晶：疑当作"蘦"。
② 芫（yín 银）：热也。

又方，用半边莲研酒服。

治蛇伤神法。一进门念云：本师在前，祖师在后，三元将军，不离左右，五昌将军，不离前后，又化为西天罗汉。遂抹头顿足口念：蛇头三下，顿开一十八重地狱，一禁蛇头，二禁蛇嘴。遂将金锁诀将肿处自上而下口念：畜生，金锁锁蛇头，铜锁锁蛇腰。将下解去发，即立西东柱，将水一盆，架蛇伤脚于上，深针蛇咬口边并指丫，遂念：起眼望西天，罗汉狮子在眼前，一关狮子在前，二关狮子在后，三关狮子在两傍，畜生你气不行，我气先行，传授法度，师爷莫误弟子，误了弟子又尚可，误了后代无人传。遂将剑诀着刀削去毒水，口念：金剑银剑蛇毒尽不见，金削银削蛇毒遂永灭。

治蝎蜇，痛不可忍，宜用白矾、半夏各等分，为末醋调涂之。

神妙丸

刘前溪传，治蝎蜇，端午日制，忌妇人鸡犬。

雄黄　蟾酥　胆矾　半夏各等分　麝香少许

上为末，用猫儿草捣汁和为丸，用口嗒痛处令净，用丸药捐擦。

二神散

周东泉传，治蝎蜇。

肥杏仁七个　葱白三根①

口嚼为泥，涂伤处。

治蝎蜇法

每年除夜，左手拽起前裾，右手执三尺长棍，向门楣上敲

---

① 三根：原无，据致本补。

三下，念咒云：蝎蝎蛰蛰不向梁上走，却来这里蛰，一敲敲八节。咒毕，吸气①一口吹于杖头，后吸其气吹于执杖手心，如此三次即已。遇有蝎蛰，以手摩之即不痛。可用一年，次年除夜又如法为，否则不验。

治虎咬，先与清油一碗，次用油洗伤处，或白矾为末，纳伤处痛止立效。或用砂糖水调涂，并服一二碗。或三角枫、红内消、忍冬藤、嫩枫叶、鹅掌叶、嫩松毛、毛狗脊、臭桐、石霹雳熬水，先熏后洗。

治马咬及踏伤人，用艾灸伤并肿处，或用人屎或马屎烧灰为末，皆可敷之。

治鼠咬，猫毛烧灰入麝香少许，津液调敷，或猫粪填咬处。

治蜈蚣咬，用鸡屎涂之良。一方用蜘蛛吸去其毒，待蜘蛛醉死，急以蜘蛛投冷水中，免伤其命。或野蓼叶久擦，或野芋叶擦，或野鸡苏叶擦，或雄黄酒吞，内服外敷。

治蜘蛛咬，用醋磨炷铁汁或桑白皮汁涂之，亦治蜈蚣咬。或香油燃灯吹灭，以余烟焠之。或山豆根末，和唾涂之。

治壁虎咬，毒入必死。用桑柴烧灰，以水煎三四沸，滤浓汁调白矾末涂伤处，兼蛇咬。

治黄蜂蛰，用热油洗之，清油擦之亦可。或用头垢敷，或用盐擦，或醋磨雄黄涂之。

治八脚虫伤，其虫隐于壁间，以尿射人，遍体生疮，如汤火伤。用乌鸡翎烧灰为末，鸡子清白调敷。

治溪毒，兼辟射工，夏月出行，取知母为末自随，欲入水，

---

① 吸气：原作"吹气"，据致本改。

先取少许投上流，亦取服之。一方细茶耳子①，捣汁服之。

治蚯蚓毒，用鸡屎涂上。又方，急煎②盐汤洗浸，肿处即消。或蝉蜕四个煎水洗，再用鸡屎焙干③为末，口涎调敷。

人咬伤，用龟板或鳖甲焙干为末，香油调涂。

治夏月诸般损伤，蛆蝇极盛，臭恶难当④，外用寒水石末敷，内服蝉脱、青黛各五分，蛇退一两烧存性⑤，华阴细辛⑥一钱五分，共为末，每黄酒送下三钱，蛆皆水化水⑦而出，蝇亦不近，其效⑧如神。

藏身仙法

水一碗，将自己生年月用剑䰢⑨写入水碗内，口念：言不言，月不月，此是玉皇真口诀⑩，将字号⑪盖水碗上，䰢䰢䰢写七遍，用金牌决盖上此水碗，置家中静处。入病门时口暗念：吾身不是非凡身，为是北方真武镇天身。披发杖剑，脚踏龟蛇，黑云蔼蔼盖吾身，神不见吾身，鬼不见吾形，若见吾形，宝刀寸斩不留停，急急如祖师律令敕。念完用祖师䰢放下，或真阿魏藏身中，或雄黄塞鼻中亦可。

---

① 细茶耳子：致本作"用苍耳子"，可参。
② 又方，急煎：原作"用苍煎"，据致本改。
③ 鸡屎焙干：致本作"牡蛎煅过"，可参。
④ 蛆蝇极盛臭恶难当：原无，据致本补。
⑤ 存性：原作"存蛇"，据致本改。
⑥ 华阴细辛：原无，据致本补。
⑦ 化水：原作"化为"，据致本作改。
⑧ 而出……其效：原无，据致本补。
⑨ 生年月用剑䰢：原无，据致本补。
⑩ 真口诀：原无，据致本补。
⑪ 将字号：致本作"后书三字号"，当从。

外科补遗秘授经验奇方

史丞相治诸风症药酒①

太医院颁行。臣叩居内府，节宜不谨，致染风疾，手足瘫痪。拜医命方，求剂施治，功越十年，罔有寸效。天恩赐骨归里，广访明医，于七月十四日至奉仙驿，偶遇异人，探臣病症，授臣良方，谨依修合，大有奇效。始进一升，手能梳头；再服二升，屈伸有力；三升，语言舒畅，行步如故；四升，四肢通暖；五升，百节俱遂，身轻如飞，应手获愈。臣下情不敢自私，因以进上，乞赐颁行天下，遍示黎元，咸登寿域，方具于后。

防风　萆薢　当归　秦艽　羌活　川牛膝　全蝎　龟板　苍耳子　松节　虎骨　茄藤根　晚蚕砂　枸杞子　甜瓜子　苍术　乌药以上各二两　何首乌一两　五加皮一两

拣净锉碎，以绢袋盛药，用无灰酒二斗浸在埕中，密封十四日取开，每日早午晚各服一大盅，不可断绝。酒尽将药晒干研末，米糊为丸，每服五十丸，日进三服，好酒送下。

治一切无名肿毒疼痛，痈疽乳硬等疮，初发时即将真香油一杯，温热饮之，则毒不攻心，可以缓缓治之。

治无名肿毒初起，用牙皂七个烧存性为末，真蛤粉炒过七钱，搅匀，用生酒调服立愈。

敷诸疮未破者，虾蟆一个，先以石灰炒过，后将虾蟆剁烂，同研为泥，用绢帛摊上，贴患处自破。

治诸毒肿痛初起未破，用莲须、葱数根，用稻秆烧过，半

---

① 史丞相治诸风症药酒：《古今医鉴》作"仙传史国公浸酒良方"，可参。

熟捣烂，入蜜三匙，再捣匀成饼，敷患处立消。内服白矾，熔化为丸，朱砂为衣，每服三钱，葱白酒送下，汗出立愈。

治无名肿毒，用家园生地黄捣烂，敷之立愈。

治诸般恶毒肿痛不可忍者广昌知县刊行于世，活人甚多。

一枝箭

白及　天花粉　知母　牙皂　乳香　半夏　金银花　贝母穿山甲酥炙，各一钱五分

上锉一剂，酒二盅，煎一盅，温服汗出即愈。

洪宝膏

天花粉二两　赤芍二两　白芷一两　姜黄一两

上为末，茶调敷之。此药一凉而已，能化血为水，凉肌生肉，去死肌烂肉，又能破血退肿，又能止痛出脓。或用三分姜汁，七分鸡子清调敷，能使血退。姜汁性热，能引血潮，故血破散而成脓。如热盛，疮毒恐随干随痛，赤肿不退者，用鸡清调敷，取其难干，如汤火烧燎亦同之。

治疮口难敛及多年恶疮，百方不瘥，或痛痒走不已，用马齿苋擂，罨口并涂周围，立效。

大人小儿疔疮脓血，久烂不愈者，用石膏研为细末，以麻油浓调涂上，一日三次即愈。

冻疮方，用茄子①浓煎汤洗，并雀儿脑髓涂之。

治冻疮久不愈，年年发不歇，先痒后痛然后肿，破出黄水不止。用雄雌黄一枚捣烂、黄蜡各等分，清油减半，同于慢火熬熔，调搽患处。如治手脚冻疮，用橄榄烧灰存性为末，入轻粉少许，油调涂上。

---

① 茄子：致本作"茄子根"，可参。

爪风方

大枫子十个，去壳　蛇床子一钱　木鳖子十个　轻粉五分　水银五分　乳香五分　大黄五分　花椒三钱　樟脑一钱

共为末，猪脊髓调搽。

治疠风，即大麻风。昔钱子飞，有治大麻风方极验，常以施人。一日梦人云：恶业之人，天使以此病之，君违天怒，施人不已，君亦当得此病，不能救。子飞惧，遂①不施。此子飞不察，为鬼所胁，故止；若予则不然，苟病者得愈，济人以溥，鬼祟远遁，何能病人？予今家传此方。得之久病麻风者，斋戒日夜持诵观音救苦经，三年不倦，忽夜梦一人云，赐尔药一纸，即醒。次在大门下拾字一张，托人看是药方，未有治名。患人以昨已有梦，敬信修合，三服痊愈。

防风五两　川木通四两　川牛膝四两　川羌活四两　川升麻四两　当归一两　宣木瓜四两　白蒺藜半斤，炒去刺　茯苓皮半斤　蔓荆子半斤　茺蔚子半斤　大枫子半斤，净去壳　荆芥半斤　苦参半斤

上为末，米糊为丸，白酒送下，日服三次。一方用苦参五斤，好酒三斗，浸一月，每服一合，日三服愈。

麻风眉发落，双目昏暗，鼻梁崩倒，肌肤疮烂者，取皂角刺三斤，九蒸九晒，晒干为末，每服二钱，温酒送下。久服发眉再生，肌肤灵润，眼目光明。

治小儿头疮。

松香一两，铅粉三钱，水银一钱，银朱一钱，猪油调搽。

治小儿初生，用大黄、紫荆皮、枳壳各等分，先煎与服，然后吃乳，可免脐风撮口之患。

---

① 遂：原作"随"，据致本改。

治痔奇方，生在谷道四围极痛者名杨梅痔。

杏仁一钱去油，轻粉五分，海螵蛸五分，胆矾二分炒，上为末，猪脊髓调敷上。

小肠气，脐腹胀痛，大便出鲜血。川木通、小茴盐炒、吴萸、红花酒洗、白术、青木香、西木香、茯苓、五灵脂炒各等分，入四物汤同煎服。

治牙痛方，诗曰：

牙齿原属十二经，若是疼痛各经寻，
上四属心下四肾，两边上下脾胃真，
左边上下尽头处，胆以肝经仔细论，
右边上下尽头处，肺与大肠是其根。
石膏荆防牡丹皮，甘草生地与青皮，
本方只有七味药，余药随经加用之。
心经黄连麦冬是，肺经黄芩桔梗奇，
肝经①柴胡并栀子，肾经黄柏知母随，
脾胃川芎白术芷，白芍枳壳大黄追，
痛甚倍加龙胆草，风肿地骨五加皮。
俱以灯心为药引。予用此方屡获奇效。

又方，不论上下两边红肿出血及黑缝虫蛀等症，用八味丸加桂附屡效。

又方，黑枣一枚火煨存性，苦楝皮一钱炒，大白芷六分，威灵仙八分火焙，食盐一钱炒，共为末，日擦二次。

---

① 肝经：原作"肺经"，据宏本及文义改。

治三十六种风疾方

北细辛　川大黄　甘松　热^①熟地黄各七分，酒煮，焙　羌活　当归去头尾，酒浸　厚桂　香白芷　丁香　五灵脂炒　血竭　木香滑石　没药去油　砂仁各五钱，炒　白茯苓　麻黄去节　沉香　乳香去油　川乌去皮，火煨　防风去头尾　陈皮去白　桔梗　天麻　人参　花椒净，各一两　甘草二两　川芎二两六钱　苍术四两，酒浸杏仁五钱，去皮尖

上为末，炼蜜为丸，梧子大，每服五十丸，无灰酒送下。

治妇人受气，咽喉之间如梅核如蚬肉，吐不出咽不下，乃郁气生疾随火升上故也。用加味七气汤，姜三片，煎服神效。

香附　紫苏　乌药　青皮　砂仁　木香　神曲　藿香　莪术煨　半夏　陈皮　甘草　益母草

治妇人白带方。

当归身七钱，山药八钱，白芷头七钱，香椿皮根五钱，同入猪肚内，将韭菜下盛上盖，肚烂为度，清早好酒下。又方，川续断四两秫米炒，川杜仲四两盐水炒，砂仁一两，白术一两去芦炒，用鲜山药作糊为丸，将当归、川芎、白芍、大小皮^②、白茯苓等分，煎药水吞下。

治多年顽疮，久不愈者，并诸疮不收口。

黄蜡二两，黄丹四两，轻粉、乳香去油、没药去油、血蝎炒、儿茶各一钱。上为细末，先将真麻油半斤熬熟，滴水成珠，下黄蜡化开，再入黄丹，就提离火，方下诸药，搅匀入罐收用。

治蚀疮虫或生小耳内。

---

① 热：致本无，疑衍。

② 大小皮：凤本、宏本作"大地黄"，可参。

胡粉微炒黄、枯白矾、黄丹、黄连、轻粉、胭脂各三钱，麝香少许。上为末，以浆洗净拭干，后将药搽上，麻油调敷即愈。

治破伤风及金刃伤、打扑伤损并癫狗咬伤，能定痛生肌。

用五积散加防风、全蝎三个，煎服立效。

治汤火伤。用大黄末蜜和，涂之立愈。

治刀斧砍裂方。单用黑毡帽烧灰，剥大枣肉捣匀敷上，止血合口即愈。

治小儿头秃疮方。

鸡蛋一个煮熟，去白用黄，锅中炒出油，取起用，花椒末三钱，密陀僧二分，黄柏皮三钱，共为末调搽。

小儿肛①方。

蜣螂一个火煅存性，生鳖一个翻转腹向上放桌上，待头垂下空处，将箸一只与鳖咬定，对颈割下头，火煅存性。二味为末，麻油搽上即收。

治阴囊并茎破肿痛痒洗药方。

陈茄根截碎三两，五倍子一两，川花椒七钱去目，大黄一两，共煎汤置盆内，浸囊茎一时久拭干。如破处，用轻粉一味调猪油搽上，外乌金纸剪碎包，湿再易。

治臀疮奇方。

用鸡蛋黄炒油，将槟榔磨入炒油，内烛蜡一钱调搽。

治疝气方又名偏坠。

覆盆子根、苍术、橘核、小茴盐水炒、川楝肉、升麻，六味等分酒煎。将鸡蛋数枚，入酒煮熟，早晚吃一个愈。

治头颈肿烂仙方。

---

① 肛：致本作"脱肛"，当从。

昆布一两_{洗净去盐，半生半熟用}，海带五钱_{洗净}，海藻五钱_洗_净，蛤粉五钱，海粉五钱，共为末，取猪喉咙上横生肉疬一个，将纸包，煨去油，烘净为末，同前药末和匀，每日不拘时服，吞嚼，忌盐姜酒醋鱼椒煎炒等物。

治白浊神方，并下血痔疮。

先用桃叶、龙眼壳、细茶、老鸦蒜、车前子、槐叶煎水洗，搽后药，官粉一钱，冰片一分，共为末，时时搽上，七日即愈。

一秤金

治痛风、头风、喉痛、唇破、发热如神。

厚黄柏_{削去粗皮，半斤，酒炒}　栀子仁二两，_{炒黑}　黄芩二两
肥知母_{二两，酒炒}　苏薄荷二两

共为末，每服一钱，滚细茶调下。

治偏正头风并头生白疲①。

牙皂、川乌_炒、红豆各二钱，共为末，用茶油搽头上，用手巾包头，次日即愈。

妇人痰闭声失，肠风下血，痢疾，肛门痛不止。

槐花半斤，诃子肉四两，共为末，每服一钱，白滚汤下。

治男妇吐血衄血等症。

藕粉四两，生地黄四两，杜仲二两_{盐水炒}，真京墨一两②_煨_{存性}。共为末，每早温水吞六分，临发时用冷水吞二钱，或童便调吞即止。

治肠风下血方。

---

① 白疲：诸本同，疑当作"白皮"。
② 一两：致本作"六两"，可参。

川连二两，白芷二两微炒，人参五钱。用糯米二两，槐花二两净用，煮成粥，滤去渣，米糊为丸，梧子大，每早白滚汤吞五十丸，忌烧酒老酒煎炒。

古蚌霜散

治伤损大吐血，或因酒食饱低头掬损吐血过多，并血热妄行，口鼻俱出，声未失者皆效，如鼻衄、舌衄及疮出血并皆干掺立止。

蚌粉　百草霜各等分

为末，每服一二钱，糯米饮调服，或侧柏叶研汁尤效。

乳香定痛散

治打扑堕伤损一切疼痛。

乳香去油　当归　白芷　没药去油　甘草　羌活　人参各一钱

共为末，每服二钱，温酒或童便调下。

治头目晕眩方。

川黄连三钱姜汁炒，石菖蒲一钱五分，朱砂四钱水飞，共为末，米糊为丸，每丸重一钱，白滚汤调下。

神宝丹

治一切远年近日风气腰骨疼痛瘫痪、湿①痈疽背发鱼口、无名肿毒、跌打损伤等症。

苍术米泔水浸，七宿七换泔炒，五钱　附子二两五钱，重一两佳，姜面包煨　草乌一两五钱，陈年者去皮尖　川羌活一两　麻黄一两五钱，根梢各半　甘草节一两

共为末，大人每服五分，五岁以前者二三分，八岁以前者

---

① 湿：诸本同，疑衍。

四分，三岁以下者不服，孕妇忌服。用好酒调下，不用馔尽量饮，被絮盖出汗，觉身体麻木出汗自干为度。轻者一二服，重者四五服，无不神效。

滋肾治耳鸣耳聋、腰膝痛风等症。

黄柏二两盐酒炒，肥知母二两酒浸，豨莶草四两蜜拌，九蒸九晒，杜仲二两去粗皮，盐水炒一两，姜汁炒一两，厚桂一两，共为细末，北黑枣肉为丸，如梧子大，每清早白滚汤吞二钱。

治吐血不止。

真京墨、血琥珀共用井花水磨半盅，外加冰片三厘，磨沉香少许参入，顿温服立效。

治喉风痛方。

硼砂一钱，巴豆去壳二钱，绿矾二钱，用瓷器烧红，将绿矾一半铺内，再入硼砂、巴豆，又以矾一半盖上。用磁器覆好，烟尽取出研末，加冰片一分，吹入喉中，有脓即出，无脓即消。

法制五香丸

治远年心气胃气胸满作饱，止痛。

白檀香一两　丁香五钱　南木香一两　乳香四两　黑丑牛二钱　没药四钱　五灵脂一两　白豆蔻去壳，六钱　栀子仁五钱，炒　雄黄二钱　枳壳四两，去穰①　四制香附四两　槟榔一两

血虚加当归二两，有痰加贝母六钱，远志肉三钱，牛黄一钱。上炼蜜为丸，如梧子大，空心木香汤下三十丸立止。

治恶心腹痛气胀，呕吐饮食不进方。

五灵脂五钱炒，枳壳三钱，玄胡索四钱，香附醋炒三钱。

治心气痛，饮食不进，沉重欲绝者。

① 穰：当作"瓤"。

三棱_{醋煮}、莪术_{醋煮}、良姜、槟榔、广木香、青皮、乳香_{去油、制}①_便香附、厚朴_{姜汁炒}、草豆蔻、陈皮、玄胡索_炒、五灵脂共为末，用大卜皮②煎汤，每服二钱，调下。

却痛散

治心气冷痛不可忍。

五灵脂 蒲黄_{各五钱} 当归 肉桂 石菖蒲 南木香 胡椒_{各一两} 川乌_{一两五钱}

共为末，每用四钱，入盐少许，并醋一半盅，入水煎，温服。

擦牙散

治风牙虫疳蛀。

川乌_{酒炒} 草乌_{各一钱} 冰片_{三分} 白芷③ 防风 北细辛_{各一钱} 川椒_{一钱} 青盐_{七分}

共为末，擦上即止痛。

落牙神方

白马牙 玉簪花根 紫梢花根 京墨 鹿茸 红硇 蟾酥 鸦片

共为末，将鲫鱼剖开，置药于腹内，用纸包封，黄泥包裹火煨，取出存性为末，外加蟾酥、鸦片，放入瓷罐内，用时将少许放指甲内点在牙上，立刻即下。

治生冷物心脾发④，痛不可忍。用陈茱萸五六十粒，水一大盏，煎汁去渣，入平胃散末三钱，不应，再煎一服，立效。

---

① 制：原作"便"，据宏本改。
② 大卜皮：凤本作"大腹皮"，可参。
③ 芷：原无，据致本补。
④ 生冷物心脾发：凤本作"食冷物心气发"，可参。

乌金散

小儿白口疮，舌上如树皮之状，不能吮乳，危在旦夕。上药片时嗽一声，白屑吐出立愈。小红枣一个去核，内填入绿矾，湿纸包，放灰火内烧成炭烬，研成细末，用小竹管吹疮立愈。

甘露饮

治小儿中暑昏迷，烦渴不止，心躁①体热头痛，或伏热吐泻，亦作伤风体热烦躁，屡验。

石膏　寒水石各一两　甘草五钱

上为末，每服五钱，灯心汤调下，暑热冷水下，吐不止，生姜汤下。一岁用一钱，二岁用一钱五分，大小加减，调服立愈。

中风不语方。川乌、川芎、山奈、木香、巴戟各等分，上为细末，面糊为丸，黄豆大，每服一丸，空心姜汤下。

复正散

治目眼歪斜，痫症。

僵蚕　青风藤　生地黄　白附子各七钱　当归　川芎　防风白芷　荆芥　天麻　蒺藜　何首乌　赤芍　胡麻　连翘　桔梗藁本　蔓荆子各五钱　羌活　全蝎各三钱，去头足　升麻二钱　白僵蚕二钱　金银花一两　白花蛇二两，净

用好酒二十斤，煎至大半熟，二次为度，早晚随量饮醉。

沉香快气丸

治气蛊、腹胀、脚肿及单蛊胀，其效如神。

三棱泡去皮，醋炒　莪术煨　青皮去白　砂仁　苍术米泔浸，去皮炒　益智仁去皮　白术土炒　神曲　牛蒡子　商陆白者　麦芽

---

① 躁：当作"燥"。

连翘　藿叶　草果_{去皮}　桂皮　僵蚕_{各二钱}　真沉香　大腹皮　雄附子_{看病症，热者不用，五钱，姜①泡}

上为细末，面糊为丸，如梧子大，每服三十丸，好酒吞下，忌房事辛辣油腻湿热盐醋等物。

又方，不问血气水肿疸胀立效，黑丑_{四两炒，四两生用}，为末，三棱五钱_{醋煮}，茵陈五钱，猪牙皂三钱，莪术三钱_煨，槟榔三钱。共为末，醋糊为丸，如梧子大，每服二钱五分，细茶送下，量人虚实行动数次，炊米饭稀粥补之，后服宽中理气汤。

青皮　陈皮　甘草　槟榔　三棱_{醋煮}　莪术_煨　益智仁_{去皮}　香附　白术_{各等分}

上水一盏，姜三片，枣一枚煎，临卧服。

妇人血崩不止。

莲蓬壳_{烧存性}、黄柏皮、山棕_{烧存性}、蒲黄_{略炒黑}、血竭、百草霜、山栀仁_{炒黑}、茜根_{各等分}为末，炼蜜为丸，每服三十丸，米汤送下。

病乳方。当归、知母、瓜蒌仁、川贝母、赤芍药、甘草、金银花、紫荆皮、白芷_{各等分}，半酒半水煎服，外将药滓捣烂敷患处。

乳病②成用此方，止痛散血把瓣③。

归须、防风、皂角、金银花、白芷梢、贝母、赤芍_{各一钱}，乳香、没药_{各八分}，穿山甲一钱，天花粉一钱，甘草，共白水煎酒渗取④。

---

① 姜：原无，据致本补。

② 乳病：原无，据致本补。

③ 把瓣：诸本同，疑衍。

④ 取：致本作"服"，当从。

肾虚腰^①痛方。

川杜仲去粗皮，盐水炒去丝，酒浸透晒干，捣罗为末，无灰酒调下，一服即愈。一方，腰痛瘀痹，载眼弓背，或头足踟蹰^②，相接如环，用独活煎酒，连进三剂即愈《千金方》。

盛热中暑，道路城市多自昏仆而死者，此皆虚人劳人，或饥饱失节，或素有疾，一为暑气所中不得泄，则关窍皆窒气闭而死。以五苓散、大顺散灌之皆不验者，用大蒜一握，与新取黄土杂研烂，以新汲泉水和之，滤去渣^③剺其齿灌之，有顷即苏。徐州城门有板钉示，或传神仙救人者。

山谷多产菌，然种数不一，食之屡有中毒者，往往杀人，盖蛇虺^④毒气所熏蒸也。有僧教掘地以冷水搅之令浊，少顷取饮，皆得全活，方见《本草》^⑤，陶隐居注谓之地浆亦治。枫树菌，食之笑不止，俗名笑菌，居山者不可知^⑥此法。

痘险危，倒靥色黑，唇口冰冷，诸药不效。一道士云，恰有药可起，经营少许，进药服之，移时即红润如常。后求^⑦其方亦甚珍惜，至再三方以见赠。用狗蝇七枚狗身上多能飞者擂碎，和醅酒^⑧少许调服。其蝇夏月极多，易冬月则藏入狗耳中，设法取出。

痘后余毒攻目，欲成内障，目不辨人。一老医用蛇蜕一具，

---

① 肾虚腰：原无，据致本补。

② 踟蹰（jújí 局极）：形容腰背疾患，疼痛难以舒展等。踟，腰背弯曲。蹰，小步。

③ 渣：原作"泮"，据致本改。

④ 虺（huǐ 毁）：古书上说的一种毒蛇。

⑤ 《本草》：方见《本草经集注·玉石三品》之"地浆"。

⑥ 不可知：当作"不可不知"。

⑦ 求：原作"来"，据致本改。

⑧ 醅（pēi 胚）酒：没有过滤的酒。

净洗焙干，加天花粉等分为细末，以羊肝一半破开，入药在内，用麻缚定，以泔水熟煮，切食之。经旬而愈，其后屡试屡验，真奇剂也二方陈南刚传①。

治骨鲠所苦，口不能食。用白糖饧②慢慢食下，顷觉无恙。后见孙真人书已有此方，极便快，不可不知也③。

---

① 后屡试……陈南刚传：原无，据致本补。

② 饧（xíng形）：即饴糖。

③ 治骨鲠……不可不知也：原无，据致本补。

校注后记

《外科百效全书》（又名《外科百效秘授经验奇方》《新刻秘授外科百效全书》《图像外科百效全书》）约成书于明崇祯三年（1630）。书凡六卷（一作四卷），书末附有《外科补遗秘授经验奇方》（简称《经验奇方》）。卷一为总论，阐述疮疡病变的脉因证治等；后五卷为分论，卷二至卷四将疮疡按人体部位分为脑颈、胸腹、背腰、臂腿、手足、遍身6部，分部之下再详细分述各病的证治规律等；卷五和卷六分述杂治、急救、中毒、误吞、虫兽伤等疾患的治法方药。全书列证70余种，插图近30幅，图后辅以文字说明，形象生动，直观易懂。本书现存版本数量为15种，其中明代刻本1种，清代刻本12种，民国刻本2种。

一、作者生平小考

龚居中（？—1646），字应圆，号如虚子、寿世主人，明末清初著名医学家，豫章云林（今江西省金溪县）人。一生著作丰富，临床各科皆有建树，传世的有《红炉点雪》四卷、《内科百效全书》八卷、《女科百效全书》四卷、《幼科百效全书》三卷、《外科百效全书》六卷、《（新刊太医院校正）小儿痘疹医镜》二卷、《外科活人定本》四卷、《万寿丹书》（《五福丹书》《万寿仙书》）二卷、《经验良方寿世仙丹》十卷等。

龚居中生年不详，《轩岐救正论》（明萧京著）中曾有这样一句记述："万历年间，江右世医龚应圆，一代良工也……"据此，我们可以推断龚氏主要生活的年代为明万历时期。若其生年也在此期间，以万历元年（1573）计算，龚氏的年龄可能为

74 岁或 74 岁以下。若再向上推算，或可上溯至隆庆元年（1567），甚至嘉靖末年（1566），那么龚氏的年龄大约在 80 岁，似乎也颇合常理，故也不能排除，但因没有确凿的证据，笔者不敢妄下断语。综合起来，龚居中应当为明末清初人，可能出生于明嘉靖末年至万历时期，主要生活和成名于万历年间，其后历经明光宗（年号泰昌）、明嘉宗（年号天启）、明思宗（年号崇祯）数朝，殁于清顺治三年（1646）。

龚氏生活经历的记载，现存可考资料不多，笔者现综合其存世著作的相关序言简述如下。龚居中"初习举子业，能属文。髫年善病，因弃而学医。"（虞桂序）又"始攻儒术，未遂，则以此道旋乎物我之间，而尽调燮阴阳，裁成天地之略，并归此道。"（喻文子序）也就是说，龚氏一开始以考取功名为务，或因多病弃学，转而学医。虽然龚氏为弃文学医，但其医术实有家学渊源，他在《幼科百效全书》自序中称："余家庭授受疗男妇之法，奇正不一。独小儿推拿，尤得其传。转开呼吸，瞬息回春，一指可贤于十万师矣。"可以看出，龚氏医术不但有家传，而且还颇精于幼科，所以萧京称其为"江右世医"当不是妄称。龚氏学识渊博，旁涉诸家，"博极群书，雅擅名物"，身兼儒道医三术，"业儒攻医，于《参同》《悟真》诸奥义，妙有契授"（龚廷献序），故时人觉得他"似儒流，亦似散人；似大医王，又似玄宗主。包涵无垠，莫可名状。"（虞桂序）张运泰在《寿世仙丹》序中也称其"学究天人，识窥性命"。

龚氏一生著作丰富，《痰火点雪》邓志谟序曾概括以"囊括文雅，著述成林"，其著作涉及临床各科，已然自成体系，形成了"百效全书"系列，而且流传较广，"先生之书前后数十万言，布之海内，已户诵家传之。"（喻文子序）足见其书还是有相当大的影响。此外，龚氏还增补过几种书籍，其中黄一凤（字时鸣，江西峡江人，明万历丙戌进士）的有两种，即《重订相宅造福全书》和《相吉八宅周书》，后者现存于北京大学图书馆；又有《保赤全书》二卷，明管橚撰，龚居中补，现亦存于北京大学图书馆。因常年周旋于江南士林官场之间（《万寿丹书》周懋文序称其"声名藉藉，达官贵人多下榻投辖，奚囊甚富"），或迫于社会交际，龚氏的医书也不免迎合上流社会的奢靡生活，故其所著《福寿丹书》中多有房中采战等内容，因此也背上了"淫医"的骂名。《轩岐救正论·医鉴·淫医》中这样批评他："万历年间，江右世医龚应圆，一代良工也。著《福寿丹书》，教人采战之法，详列方论，诲淫败德，绝人长命，真岐黄之罪人也。"

二、存世版本的现状考察

据《中国中医古籍总目》（简称"总目"）记载，《外科百效全书》现存版本 17 种，分藏于国内十多家图书馆，为方便后文论述，现简录如下：①明刻本；②清初发祥堂刻本；③清同治十三年（1874）锄经园刻本；④明清年间书林五云堂刻本大文堂藏板；⑤清宏道堂刻本；⑥清大文堂刻本；⑦清致和堂刻本；⑧清刻本善成堂藏版；⑨清锦盛堂刻本；⑩清学畲堂刻本；⑪清致盛堂刻本；⑫清书林五凤楼刻本；⑬清宝翰楼刻本；⑭清令德堂刻本；⑮清刻本；⑯1920 年上海进化书局石印本（简称"进化书局本"）；⑰校经山房石印本（简称"校经山房本"）。

1. 今存版本的馆藏情况

（1）宏道堂本：①成都中医药大学图书馆藏本，全书内容的卷二第四页与卷三第四页皆重复刊刻装订，原有内容缺损。

另外，卷三第五页也缺失。②浙江中医药大学图书馆藏本，除上述缺失内容，其卷六末缺一页，内容区间为"（治溪毒……先取少）许投上流……或用雄黄塞鼻中亦可。"

（2）大文堂本：①其《经验奇方》的署名刘孔敦误为刘孔教，"敦"与"教"极可能因形近而致误，上海进化书局石印本也同样出错。②南京中医药大学图书馆藏本，正文缺卷五和卷六，属残本。原书末尾配补了"治癞狗咬方"，与本书内容无关。③该本被著录为两种版本，可能因著录标准不统一而误。

（3）石印本：①1920年上海进化书局石印本，见于浙江省中医药研究院图书馆与绍兴图书馆，两馆所藏本的内容皆缺少卷六，缺少《经验奇方》的内容。②《总目》记载绍兴图书馆当有校经山房石印本，实则未见，是否误把上海进化书局石印本误录为此本，待考。

（4）其他版本：①善成堂本：见于北京中医药大学图书馆，卷二第四页与卷三第四页重复装订刊刻，原来的内容缺失。②令德堂本：署名为"金溪龚云林先生著"，所附的《经验奇方》内容第四页缺如，第五页重复。③《续修四库全书》影印本：见于《续修四库全书》的第1013册，据南京图书馆五凤楼本压缩影印，影印底本未见。其《卷二·瘿瘤》篇缺第22页，又缺《经验奇方》，但南京中医药大学图书馆藏五凤楼本则有《经验奇方》。④致和堂本（四卷）：卷二有连续两个第二十页，内容完全一致，属于重复刊刻，全书内容完整。

（5）绝大多数的六卷本，其卷四"遍身部"篇中"遍身流注图"后，"流注"、"瘰疬"、"瘤发"、"疖毒"等内容次序出现错乱。

2. 版本著录存在的问题

除了上述的情形，现存的版本状况中还有一些与《总目》记载不相符合的情况，或为《总目》有记述而实地无藏本，或为《总目》记载错误等。

（1）清五凤楼刻本，南京图书馆未见，疑已佚。

（2）清大文堂刻本，上海中医药大学图书馆未见，疑已佚。

（3）校经山房石印本，绍兴图书馆未见，疑已佚，或著录有误。

（4）明刻本，苏州图书馆未见，疑已佚。

（5）学审堂刻本：①中国科学院图书馆馆藏，经查未见，存为善成堂本；②武汉大学图书馆藏，经查未见。

（6）明刻本：见于上海中医药大学图书馆，其著录为明正德年间（1506—1521）刊本，而本书的成书年代一般认为大约是1630年，成书与刻书时间颠倒不符，疑为明末清初刻本。

（7）清刻本：藏于山东中医药大学，笔者在调研中偶然发现，未载入《总目》。该本与《孟氏幼科》《救五绝良方》《经验急救方》等书合订，总名为《外科杂选及救济良方》，已残缺不全，仅剩卷三至卷六，卷六内容也不完全。板框高约190 mm，宽约220 mm，正文单页10行，行25字。

3. 版本数量问题

本书在《总目》中记载的版本数为17种，但经过调研后发现实际只有15种，重复2种。

（1）大文堂本：该本分藏于南北两地，即"明清年间书林五云堂刻本大文堂藏板"（天津中医药大学图书馆）和"清大文堂刻本"（南京中医药大学图书馆），从《中医图书联合目录》（1991年版）到最新的《中国中医古籍总目》，一直被著录为两个不同的版本，当合二为一，证据如下。①版权页相同，即"龚应圆先生著，外科百效全书，大文堂藏板"；②正文卷首相同，即"新刊秘授外科百效全书卷之一·太医院医官金溪龚居中编·绣谷浒湾书林五云堂梓行"；③行款相同，正文皆为单页13行，行25字；④《经验奇方》卷首内容相同，即"外科补遗秘授经验奇方·金溪龚居中原编·建邑刘孔教增辑·书林五云堂订梓"。值得注意的是，二本都将刘孔敦刻为刘孔教，应该不是巧合。

（2）善成堂本：中国科学院图书馆著录为学畲堂刻本，实为善成堂本，与北京中医药大学图书馆藏本相同，故系重复著录。

三、传世版本的卷数梳理

1. 六卷本为主流传本

综观所见版本几乎皆为六卷，或附或不附《经验奇方》。因此，六卷本不仅从结构上而且从内容上都基本确定了本书的完整体系。①从结构上分析，现存六卷本虽分册不尽相同（或一函一册，或一函二册，或一函四册），但无论其目录还是正文都明确划分六卷，各卷内容基本相同。②从内容上考查。除明刻本、《续修四库全书》影印本缺《经验奇方》的内容外，其他诸本几乎皆存。笔者认为，《经验奇方》不论其位置如何（或卷首，或卷末，甚至卷中），在各种传本中历来都被视为全书内容的重要组成部分，所以在分卷时都经过了深思熟虑。例如，《经验奇方》在大部分版本中都是独立于六卷之外的，但上海进化书局石印本将其纳入卷六中，全书仍为六卷。同样，四卷本虽然分卷不同，但也完整囊括其全部内容。这样既在结构上保持了卷数不变，又在内容上保证了完整。

2. 四卷本亦有流传

调研所见版本中，致和堂本独为四卷。其书名为《图像外科百效全书》，目录较简略，前有"通家弟邓志谟"序。如果仅从结构上看，该本似乎残缺两卷，也无《经验奇方》的内容。但笔者与六卷本对比后发现，二者的实际内容基本等同，只是划分卷数的方法不同。即该本将《经验奇方》纳入卷一，统称为"外科百效秘授经验奇方卷一"，又把六卷本的卷四、五、六合并为卷四，而卷二和卷三的结构则没有变化。综上所述，今存世的本子虽有六卷与四卷的不同，但内容上并没有太大的差异。

四、存世版本的系统划分

1. 四卷本系统

传世版本中只有致和堂本为四卷，其板框宽约 221 mm，高约 190 mm，正文单页 11 行，行 27 字。邓志谟在序中高度评价了本书："此一试之一效，十试之十效，百试之百效，故颜曰百效全书"，故"今以家传秘方付之剞劂"，以造福于人。该本是所有版本中唯一的四卷本，刻字规范，印刷清晰，虽分为四卷，但实际容量却同于六卷本，内容也较完整。这些都说明该本具有自己独特的版本优势，尤为可贵。

2. 六卷本系统

（1）锄经园本、发祥堂本

锄经园本与发祥堂本虽被视为不同版本，但刻板极为相似，似乎为同一版刻。二者唯一明显的差别在于版权的归属不同，即一为"同治甲戌新镌·太医院医官龚居中编·外科百效全书·锄经园藏板"，一为"龚应圆先生著·外科百效全书·书林发祥堂梓"（另外还有"此系原本，今洗搜出，坊多伪刻冒名，识者辨之"等刻字）。全书无论目录、序言、正文，还是附录《经验奇方》几乎都无不雷同，甚至连字体都如出一辙。众多的相似点，使得二本在版本源流上关系密不可分，不能排除同一底版在不同时期印刷的可能性。当然也有可能是书商之间的转让买卖，导致刻板易主，演化成两个传世版本。

（2）宏道堂本为代表的诸多版本

该版本系统最为庞杂，不仅版本众多，而且关系繁芜，各版本之间既相互交叉，又相互涵盖。具体包括宏道堂本、大文堂本、善成堂本、致盛堂本、五凤楼本、令德堂本、锦盛堂本、进化书局本、校经山房本等一系列版本。

该版本体系中宏道堂本的结构与内容都具有一定的代表性。该本最大的特点就是卷四"遍身部"篇中"遍身流注图"后，把原属于"瘰疬"治疗的内容误刻于前，而把"流注"内容和部分"瘰疬"内容刻在了"疖毒"之中，造成了"瘰疬"与"疖毒"的内容都被拦腰截断，首尾不接，导致"流注"、"瘰疬"、"瘤发"、"疖毒"诸篇内容次序颠倒错乱，文义相差甚远。再就是《经验奇方》中也缺失一部分内容：即大部分遗漏在"发汗方……神宝丹"之间，少部分缺失于"小儿脱肛方"的后半截。同样的内容缺失情形也可见于大文堂本、善成堂本、致盛堂本、五凤楼本、令德堂本、锦盛堂本、校经山房本等。今据致和堂本，重新调整次序，可供参考。即"遍身流注图"后，首为"流注"，次为"瘰疬"，三为"瘤发"，末为"疖毒"，其后内容按序顺接。

总体来说，该系统虽相同点突出，但不同之处也比较明显，足以说明各本之间关系的复杂性。目前的困难是各本多无序言、题、跋可证，也无具体刊刻时间，故已很难分清何本稍早，何本稍后，更详细的考察有待今后进一步深入。

（3）明刻本与清刻本

明刻本见于上海中医药大学图书馆，一函分元、亨、利、贞四册。元册包括部分卷一内容和卷二全部，亨册为卷三，利册为卷四，贞册包括卷五全部和部分卷六。书首载"正德刊孤本凡六卷"，"百效全书"，"戊戌三月怡斋重装"，均系后人所加，原书篇名早佚。全书内容缺损较多，属残本。就《外科百效全书》存世的版本来看，此本为最早，但不属佳本，已经失去了作为底本的条件。

本书现存的清刻本较多，分藏于全国多处图书馆，多数残缺不全，或者字迹模糊不清，版本利用价值偏低。如上海图书馆藏本即属残本，其内容仅剩二、三、四卷，无书名页、无目录、无序跋、无《经验奇方》；又如山东中医药大学图书馆新发现的清刻本也残缺不全，缺损过半。

为求更好地利用版本资料，有必要将存世版本进行体系归类。若根据卷帙多少划分，可分为四卷本与六卷本两大系统；若从版刻形制特点及相互关系方面来考察，则六卷本可再分三类，即锄经园本与发祥堂本、以宏道堂本为代表的一系列版本、明刻本与清刻本等三个子系统，如此全书共有四个版本体系（见下图）。

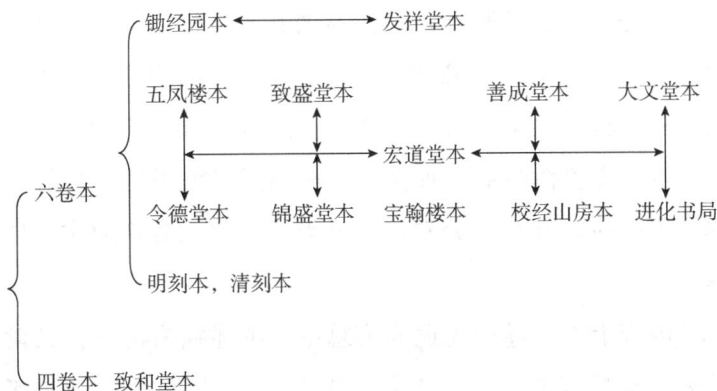

综合以上论述，六卷本系统版本众多，数量庞大，关系复杂，占据了传世版本中的绝大多数，属于主流传本。其中以锄经园本为最优，其书名、目录、序言、正文、《经验奇方》都比较完整，且没有宏道堂、大文堂等版本出现的内容缺失情况，故此本的实用价值颇高，实际操作性较强，特用为底本。主校本选用致和堂本，该本别具一格，自成体系，虽为四卷，但实际容量不缺，可以用来纠正六卷本的错误情况。参校本选宏道堂本、五凤楼本等。

五、内容来源考证

《外科百效全书》（简称《百效》）所有外科疾病的理论、辨证、治则、治法、方药等绝大部分皆为引述前人，尤以李梃的《医学入门》（简称《入门》）与龚廷贤的《古今医鉴》（简称《医鉴》）为主，相关书籍还有《秘传外科方》（简称《秘传》）《跌损妙方》等。

全书目录结构以《入门》为主体框架。其中，卷一"痈疽脉法"和"痈疽总论"两篇的内容分别来自《医学入门·卷之一·诊脉》之"痈疽脉法"篇与《医学入门·卷之五·外科》之"痈疽总论"篇；而卷二至卷五（"杂治部"内容之前）结构布局更是沿袭了《医学入门·卷之五·外科》的分类法，除了合并"手部"与"足膝部"之外，连前后的排列次序也基本相同。卷六将《医学入门·卷之七·急救诸方》分为急救、中毒、误吞、虫兽伤四部，兼收了《医鉴》《跌损妙方》等书的内容。《经验奇方》不分卷，不分类，以收录方剂为主，偶有医案。

从内容上看，卷一先述痈疽总论，继述痈疽辨论，又设治法总要，最后列方，分为"去污化毒"、"生肌敛口"、"诸般神膏"几类，另外还有外治法，包括灸法、针法、熨法、敷法、洗法、熏法、割法等。但总论的理论部分全部摘录于《入门》《医鉴》二书，也就是说，《百效》对于痈疽的认识及治则治法等理论基础均源于他书，基本上没有发明。"切要方括歌"、"灸针熨法"、"敷洗熏割法"等篇内容也多收集于他书。

卷二至卷四多有图像，其图可能来源于《秘传》，文字内容也颇有关联，下文有专门考证。除"口舌疮"、"牙齿"等篇内容出自《医鉴》外，大部分内容均来自《入门》。卷二内容对咽喉、瘰疬、瘿瘤等病论述较详，卷三则对痔疮、漏疮、各种性病等发挥较多，卷四又对癫疯、梅毒、梅疮等性传播疾病着笔尤详。卷五的来源除上述提及的书目外，"折伤"篇的全部内容皆取材加减于《跌损妙方》，涉及该书的篇章有治法总论、全身门、金创门、通用门等。

卷六分破伤风、急救诸方、中毒、误吞诸物、诸骨鲠、虫兽伤等类别，内容大部分摘录自《医学入门·卷七·急救诸方》以及《古今医鉴·卷十六》之"破伤风"、"中毒"、"诸骨鲠"、"虫兽伤"等篇。

《经验奇方》所收方剂不局限于外科，尚有内科、妇科、儿科、五官科等诸多病种，收方来源除民间经验方之外，可查的有《入门》《医鉴》《仙传外科集验方》《鲁府禁方》等书。

《外科百效全书》结构与内容来源对照表

《外科百效全书》		《医学入门》		《古今医鉴》	
卷一	痈疽脉法	卷一	痈疽脉法	卷十五	
	痈疽总论	卷五	痈疽总论		痈疽
	痈疽辨论				
	治法总要				
	切要方括歌、灸针熨法	卷七	妇人小儿外科用药赋拾遗		
	敷洗熏割法				
	诸般神膏			卷十六	膏药
卷二	脑痈、大头肿	卷五	脑发、大头肿		
脑颈部	鬓疽、耳疮	脑颈部	鬓疽、耳疮		
	内疳、疰腮		内疳疮、疰腮		
	口舌疮、牙齿			卷九	口舌、牙齿
卷三	乳痈、肺痿、肺痈	卷五	乳痈、肺痿、肺痈		
胸腹部	心痈、胁痈、胃痈	胸腹部	心疽、胁痈、胃痈		
	肠痈、腹痈		肠痈、腹痈		
背腰部	脾肚发、左脾发	背腰部	背发七种		
	右脾莲蓬发		腰发二种		
	左（右）搭肩发				
	对心发、龟背发				
	走流注发、肾俞发				
臀腿部	臀痈、便痈、悬痈	臀腿部	臀痈、便毒、悬痈		
	漏症、囊痈、妇阴疮		痔漏、阴囊痈		
	附骨疽		妇人阴疮、附骨疽		
卷四	手疣、甲疽、代指	卷五	疣、甲疽、代指		
手足部	天蛇头、红丝疮	手部	天蛇头、红丝疮		
	鹤膝疯、人面疮	足膝部	鹤膝风、人面疮		
	肾脏疯疮、裙褊疮		肾脏疯疮、臁疮		
	脚跟疮、脚发		脚跟疮、脚发		
	脚背发、嵌甲		脚背发、嵌甲疮		

《外科百效全书》			《医学入门》			《古今医鉴》	
卷四	遍身部	流注、瘰疬、瘤发	卷五	遍身部	流注、瘰疬、瘤发、		
		癫疯、梅疮、梅毒			癫风、杨梅疮		
		多骨疽、翻花疮			多骨疽、翻花疮		
		蜗疮、浸淫疮			蜗疮、浸淫疮		
		白蛇缠、五疥			白蛇缠、五疥		
		五癣、诸疮			五癣		
		疔疮、五疥				卷十五	疔疮、疥疮
		癫风					癫风
卷五	杂治部	汤火伤				卷十六	汤火伤
		杖疮					杖疮
		金疮					金疮
		破伤风					破伤风
卷六	急救部（急救诸方）		卷七	急救诸方		卷十六	
	中毒部（中毒）						
	误吞部	误吞诸物					
		诸骨鲠					诸骨鲠
	虫兽伤部						虫兽伤

总 书 目

本　草